Nadine Wenger
Vom Glück der natürlichen Geburt

W0175794

Nadine Wenger

# Vom Glück der natürlichen Geburt

So brachte ich
meine Kinder allein zur Welt

Allegria

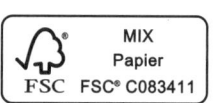

Allegria ist ein Verlag der Ullstein Buchverlage GmbH

ISBN 978-3-7934-2296-9

© 2015 by Ullstein Buchverlage GmbH, Berlin
Lektorat: Gudrun Jänisch
Umschlaggestaltung: X-Design, München
Umschlagfoto: © Getty-images, Layland Masuda
Innenillustrationen: © fotolia harishmarnad/edisainer
Satz: Keller & Keller GbR
Gesetzt aus der Minion
Druck und Bindearbeiten: CPI books GmbH, Leck
Printed in Germany

# Inhaltsverzeichnis

Vorwort  9

**Warum ich mich für die Alleingeburt entschieden habe  13**

**Teil I  21**
**Wie alles begann  23**

Inspiration für eine natürliche, selbstbestimmte Geburt  25
Wie Patrick mich unterstützte  38
Ich werde Vater! – Patrick erzählt  41
Schwanger – Vorfreude auf unser erstes Kind  47
Die Erkenntnis beginnt  53
   *Geburtsbericht Leonie – Geburt im Geburtshaus,*
   *15. März 2005  53*
Selbstbestimmt und natürlich – meine Gedanken für
   weitere Geburten  65
Spätwochenbett mit Irrwegen  72
Ein Hilferuf von Nadine – Patrick erzählt  73
Die Wende und große Erleichterung  74
Statt Schreikind – Leonie windelfrei im Tragetuch  77

**Teil II  91**
**Die Wandlung  93**

Meine Traumgeburt wird wahr  93
   *Geburtsbericht Elyah – erste Alleingeburt zu Hause,*
   *9. Mai 2007  96*

Unser Baby – Lotusgeburt, die natürliche Abnabelung   103
Anmeldung des Kindes – rechtliche Lage   109
Langzeit- und Tandemstillen statt Eifersucht   110
Bereit für den großen Moment – mentale und
    körperliche Geburtsvorbereitungen   114
Schwanger mit Anael – Umzug auf die Alm   130
    *Geburtsbericht Anael – zweite Alleingeburt zu Hause,*
    *7. Juni 2010   133*
Baby und ich – im Wochenbett das Liebesband stärken   141
Pilgern und ein Baum – Willkommensritual für Anael   142
Mit Bauch und danach – Zärtlichkeit, Lust und Liebe   144
Patricks Reisen in die Anderswelt   148

**Teil III   151**
**Spirituelle Dimensionen von Zeugung, Geburt**
**und Schwangerschaft   153**

Unsere Prägungen und sensiblen Phasen   154
Nummer vier ist unterwegs – meine Schwangerschaft
    mit Ayleen   172
Bewusstseinsträger des Universums   179
Zurück zu den Eltern – alte Wunden heilen   182
Träumen – Klarträumen – Astralreisen   187
Die Babyschaukel – Dialog mit Ayleen und
    Rückführungen in vergangene Leben   195
Die Geburt von Ayleen   202
    *Geburtsbericht Ayleen – dritte Alleingeburt zu Hause,*
    *18. März 2013   203*
Wie ein Schmetterling im Kokon – die essenzielle Geburt   212

Meeresgeburt und Delfine   216

Meine wunderbaren Freunde im Meer – Geburt mit
  Delfinen: Kimberley Nelli, Hawai, erzählt   224

**Lebe deine Träume!**   237

*Literatur – zum Weiterlesen*   238

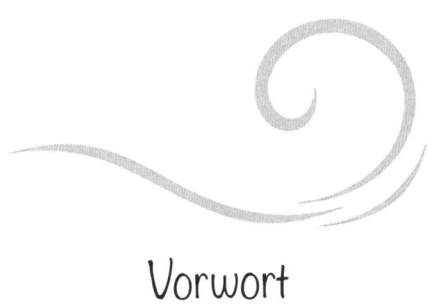

# Vorwort

Die Geburt eines Kindes ist der magische Moment im Transformationsprozess der ankommenden Seele, das Eintreten in eine andere Daseinsform. Für das Baby bedeutet es, dass sein Bewusstsein im Brennpunkt der Geburtssekunde ein neues Gefäß, den Körper des Neugeborenen, annimmt und die innere Welt im Mutterleib verlässt, um in der äußeren Welt anzukommen und zu wirken. Für die Frau bedeutet es, auf höchster Ebene Leben zu schöpfen. Hingabe und Liebe geben der Mutter die Kraft, ein solches Wunder zu vollbringen.

Die Alleingeburt bietet dir die Chance, dieses einmalige Ereignis genau so zu erleben, wie du es dir wünschst. Es ist niemand da, der in dieser sensiblen Phase in einen von Natur aus sicheren und einfachen Prozess eingreift. Es ist nicht die Geburt selber, die gefährlich ist, es sind die Interventionen, die tagtäglich überall auf der Erde stattfinden, wenn Frauen ihre Macht und Verantwortung an der Tür zum Kranken-Haus abgeben.

Geburt ist keine Krankheit, kein Fehler der Natur. Wir Frauen sind dazu geboren, in Freude und ohne große Schmerzen ein

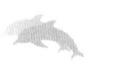 

Baby zur Welt zu bringen. Das ist nicht nur die Musik der Zukunft, das ist bereits heute Realität. Dies möchte ich mit meinen eigenen Alleingeburten aufzeigen.

Wie möchtest du den Zauber einer Geburt erleben? Es geht in diesem Buch darum, Klarheit zu schaffen und dich auf dieses Ereignis vorzubereiten. Was du für eine Geburt brauchst, ist innere Stärke, absolutes Vertrauen in dich selber, dein Baby, deinen Körper und den Geburtsprozess. Du begleitest mich deshalb ein Stück weit mit auf meinem Weg. Meine Erfahrungen, Irrwege und schließlich die wundervollen Alleingeburten können Wegweiser sein auf deinem Weg. Ich biete dir Inspiration an und möchte dich in deiner Schwangerschaft ebenfalls begleiten, dich stärken, dich emotional nähren.

Ob du dich nun selber für eine Alleingeburt entscheidest oder eine andere Form der begleiteten Geburt, du findest hier in diesem Buch Werkzeuge, um dieses Wunder des Lebens in vollem Selbstvertrauen und Freude bewusst zu erleben. Deine Visionen sollen sich verwirklichen, deine Träume einer natürlichen, einfachen Geburt in die Realität umsetzen. Dafür ist dieses Buch da, dafür möchte ich dich einladen, mit mir auf eine Reise zu gehen, eine Reise zu den schönsten Erlebnissen meines Lebens.

In Liebe
Nadine

»An das Leben:
Ich habe mich dir hingegeben
in vollkommenem Vertrauen,
und du hast mich zu mir selbst gebracht.
Ich bin eine Wanderin innerhalb
der Spirale des Lebens – ich bin mir
vollkommen bewusst, dass ich mein Leben
selber webe, in Liebe und Hingabe.«

*Nadine Wenger*

# Warum ich mich für die Alleingeburt entschieden habe

Alleingeburt – dieses Wort löst die unterschiedlichsten Emotionen aus. Reaktionen wie Angst, Unglauben und Kopfschütteln, über Neugierde bis hin zu Neid, Bewunderung und absoluter Begeisterung. Die ganze Palette ist vertreten. In den Medien wird gerne über negative Reaktionen berichtet, im eigenen Umfeld begegne ich glücklicherweise meist Menschen, die offen gegenüber diesem Thema sind. Daneben kenne ich persönlich Frauen und habe Freundinnen, die selber mehrere positive Erfahrungen mit Alleingeburten gemacht haben.

Wie kommen Frauen in industrialisierten Ländern überhaupt auf die Idee, allein zu gebären? Was sind die Beweggründe und was die Vorteile einer solchen Geburt?

Ich möchte hier verschiedene Blickwinkel zeigen und ein paar wichtige Fragen aufwerfen:

Die rechtliche Situation für Hebammen wird gerade in Deutschland immer schwieriger. Trotz der hohen Verantwortung wurden Hebammen schon immer unangemessen bezahlt.

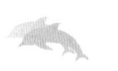 

Die niedrigen Vergütungsansätze der Krankenkassen und die massiv angestiegenen Haftpflichtprämien haben seit 2010 bereits 15 bis 20 Prozent der tätigen Hebammen in der Geburtshilfe dazu gezwungen, ihren Beruf aufzugeben. Es droht das Aus der hebammenbegleiteten Hausgeburt und damit die Entmündigung der Schwangeren, den Geburtsort frei wählen zu können. Geburtshäuser sind rar wie die Anzahl der Hebammen, die bereit sind, 24 Stunden Rufbereitschaft jeden Tag des Jahres zu gewähren. Und das zu einem Lohn, der kaum ihre Existenzkosten deckt. Wohin führt uns dies?

Wenn es schwangeren Frauen immer schwerer gemacht wird, überhaupt eine begleitete Hausgeburt wählen zu können, werden zwangsläufig immer mehr Frauen, die sich eine ungestörte, selbstbestimmte Geburt wünschen, den Gedanken an die Alleingeburt aufgreifen.

Sind solche Geburten exotische Einzelfälle? In unserer westlichen Kultur könnte man im ersten Moment zustimmen. Dem ist allerdings nicht so, der Trend zu Alleingeburten nimmt zu. Das Thema wird bereits in Medien heiß diskutiert, im Internet gibt es entsprechende Foren sowie Gruppen auf Facebook, und zahlreiche Geburtsberichte sind bereits zu lesen. Die Welle der Geburten in Eigenregie schwappt von Amerika allmählich zu uns rüber. Als ich selber vor zehn Jahren hierzulande vergeblich nach Pionieren der Alleingeburt suchte, war ich sehr froh über das Buch *Unassisted Childbirth* von Laura Shanley und über diverse amerikanische Foren. Dort holte ich mir Informationen, die mich darin bestätigten, diesen Weg zu gehen.

Doch neu ist es nicht, dass Frauen auf natürliche Weise alleine ihr Kind zur Welt bringen. Schließlich gibt es Menschen seit Millionen von Jahren, und unsere Spezies hat sich bis zu den letzten Jahrhunderten einer vermeintlich fortschrittlichen Geburtshilfe wunderbar ohne diese fortgepflanzt. Die Geburtshilfe, die wir heute kennen, nahm Anfang des 18. Jahrhunderts mit der männerdominierten Entbindungstechnik ihren Lauf. Ihre geistigen Wurzeln gehen zurück bis ins 15. Jahrhundert, in die Zeit der Hexenverfolgungen, so Professor Dr. Alfred Rockenschaub, langjähriger Leiter der Semmelweiss-Frauenklinik in Wien. Wenn man liest, was Frauen früher unter der Geburt angetan wurde, wird einem richtig schlecht. Der Hintergrund lag in religiösen Absichten, ein Kind möglichst schnell zu entbinden und zu taufen ohne Rücksicht auf Verluste und unter Anwendung von Gewalt. Professor Rockenschaub zieht Parallelen zur heutigen technisierten Geburtspraxis und bezeichnet sie als Operationswahn. War es früher die Angst vor der möglichen Verdammnis, ist es heute die Angst vor möglichen Komplikationen, die Frauen erst dazu bringen, sich willenlos Ärzten und Maschinen zu überlassen. Eine Kaiserschnittrate von über 30 Prozent liegt in heutigen Krankenhäusern im normalen Bereich. Dass es auch anders geht, beweisen die signifikanten Zahlen an der Geburtsklinik in Wien, die Rockenschaub 21 Jahre mit 44 000 Geburten leitete. Er konnte die Kaiserschnittrate in seiner Klinik auf ein Prozent senken! Dies schreibt er der Kunst seiner Hebammen zu, basierend auf intensiver Betreuung der Frauen, Wissen und Intuition. Unter seiner Klinikleitung wurden Ärzte bei Geburten nur hinzugezogen, wenn Hebammen Hilfe benötigten.

Unwissenheit und Angst sind die größten Machtfaktoren, die eine Frau in die Position als Patientin versetzen. Rockenschaub

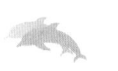 

zeigt in seinem Buch und in Interviews dazu viele Beispiele, beginnend vom Irrtum des Pressens und der damit einhergehenden unnötigen Routine des Dammschnittes bis hin zum vermeintlich zu engen Becken, was in äußerst seltenen Fällen vorkommt. Bereits während der Schwangerschaft verändert sich der Körper der Frau, wird weicher und das Becken breiter. Es ist kein Kanal, was uns das Wort Beckenkanal implizieren will, sondern ein in sich beweglicher Knochengürtel. Die engste Stelle hat einen Durchmesser von elf Zentimeter, beträgt aber nur wenige Millimeter, alle anderen Bereiche, davor und danach, sind größer. Das Baby benötigt zusammen mit den Gewebehüllen zum Durchkommen nicht mehr als zehn Zentimeter Durchmesser. Es hat also genügend Platz und kommt beim normalen Geburtsvorgang mit dem Beckengürtel so gut wie nie in eine enge Berührung.

Als wunderbare Einrichtung der Natur verfügt das Baby zudem über mehrere Fontanellen. An diesen weichen Stellen sind die Schädeldecken noch nicht zusammengewachsen. Somit ist der Kopf des Babys unter der Geburt kein starres Gebilde. Die Schädelplatten verschieben sich vielmehr übereinander, wodurch sich das Baby seinen Weg nach draußen bahnen kann.

Das Spiel von Unwissenheit und Angst, gepaart mit Macht ist heute so aktuell wie damals. Wurden damals das alte Frauenwissen und somit die Hebammen verfolgt, werden heutzutage Hebammen mit modernen Methoden wie unbezahlbaren Versicherungen unfähig gemacht, ihren Beruf weiter auszuüben.

Doch es liegt nicht nur an den aktuellen Gesetzeslagen und Routinen innerhalb der Geburtskliniken. Nicht nur daran, dass mit einer technisierten Entbindungsmethode viel Geld verdient wird. Es liegt auch daran, dass es selbst unter den Hebammen immer weniger gibt, die tatsächlich dem uneingeschränkten, selbstbestimmten Geburtsprozess ohne Eingriffe vertrauen können. Die alte Hebammenkunst musste einer neuen Ausbildungsform Platz machen, die mittlerweile ein Studium mit Bachelor beinhaltet. Der Schwerpunkt dieser Ausbildung liegt in der Pathologie, der Lehre von krankhaften und abnormen Vorgängen, kurz gesagt, der *Kranken*-Lehre, passend zum *Kranken*-Haus.

Wo bleibt das uralte Wissen um die Geburt, welches jede Frau in sich trägt, das jedoch bei vielen verschüttet und brachliegt? Aufgrund meiner Erfahrungen ist gerade innerhalb der Geburtserfahrung eine bewusste Unwissenheit in Bezug auf mögliche Komplikationen, die in einem von Abertausenden von Fällen vorkommen könnten, ganz nützlich. In meinen Augen ist es kontraproduktiv, sich vorab eingehend mit medizinischen Notfällen zu befassen. Denn hier gilt ebenso das Gesetz der Resonanz. Wohin geht mein Fokus? Welche Realität webe ich mir gerade? Umso mehr sollte ein Urvertrauen in die Intuition und in das Leben selbst vorliegen. Für eine Alleingeburt braucht es enorme innere Stärke, dies ist nicht zu unterschätzen. Genau da setzt dieses Buch an.

Ich bin mir bewusst, dass ich mein Leben selber kreiere und lenke, ob nun bewusst oder unbewusst. Es gibt in meiner Lebensanschauung weder strafende Götter noch simples Unglück, sondern vielmehr ein Zusammenspiel und Wirken von Bewusstsein, welches sich in verschiedenen Facetten ausdrückt.

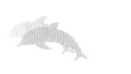 

Hinter Schicksalen steht vieles, was wir mit unserem menschlichen Verstand gar nicht erfassen können. Letzten Endes stehen wir, die wir ins Leben gekommen sind, selbst dahinter, um Erfahrungen zu sammeln, zu wachsen und durch unsere Erfahrungen das Leben selbst in und durch uns auszudrücken.

Innerhalb der Geburt bedeutet dies, sich fallen zu lassen, sich dem Leben hinzugeben, zu vertrauen. Es ist die Intuition, das Urwissen, welches wir alle in uns tragen. Es kann nicht rational erklärt werden, sondern erwacht nur durch die Erfahrung zum Leben.

Frauen anderer Kulturen, insbesondere bei den Naturvölkern, scheinen eine stark ausgebildete Intuition zu besitzen. Da der Fokus nicht auf einer intellektuellen Ausbildung liegt, sondern auf einer naturnahen, intuitiven Lebensweise, wird auch die Geburt dementsprechend anders erlebt, wie das Beispiel der Kung-Frauen in Botswana zeigt. Bei Beginn der Wehen entfernen sie sich von den anderen Dorfbewohnern. Sie suchen sich draußen in der Natur eine geeignete Stelle und gebären ihr Kind problemlos alleine. Ihre Kultur ist geprägt von gegenseitiger Rücksichtnahme. Autorität oder gar Gewalt gegenüber Kindern gibt es nicht. Die Vater-Kind-Beziehung unterscheidet sich nach Ende der Stillzeit kaum von der Mutter-Kind-Beziehung. Auch die Väter sind stark mit den Kindern verbunden und gehen ungezwungen, ohne unterschiedliche Machtstellung, miteinander um.

Neben Idyllen von einfachen Geburten besteht in großen Teilen Afrikas ebenso die Problematik der hohen Mütter- und Säuglingssterblichkeitsraten. Die Ursachen liegen nicht etwa bei den Geburten selber, sondern in der Mangelernährung, dem schlechten Gesundheitszustand, fehlender Hygiene und Betreuung.

Was geht uns westlichen Menschen mit der Zunahme an Kaiserschnitten verloren? Rockenschaub fragt zu Recht, ob das natürliche Gebären nicht die zweite wichtige Aufgabe darstellt, neben dem Wechsel von innerhalb nach außerhalb des Mutterleibes. Sind Wehen, evolutionsbiologisch gesehen, nicht ein elementarer Bestandteil der Entwicklung, wenn es um das Training eines Anpassungs- und Abwehrsystems des Neugeborenen geht? Um den Wechsel von der geschützten Welt im Bauch seiner Mutter zur rauen, oftmals kalten Welt » an Land« außerhalb des Mutterleibes? Verlieren wir mit einer Geburt ohne Wehentätigkeit innerhalb der Entbindungstechnologie womöglich die Anlage eines besten Anpassungspotenzials? Die Prägungen des Kindes während Schwangerschaft, Geburt und auch gerade in den ersten Lebensmonaten sind nicht unwesentlich. Im Gegenteil, sie bilden die Basis und den Imprint unseres jetzigen Lebens.

*»Healing the earth, by healing birth«* –
*»Die Geburt heilen heißt, die Erde zu heilen«*

*Michel Odent*

# TEIL 1

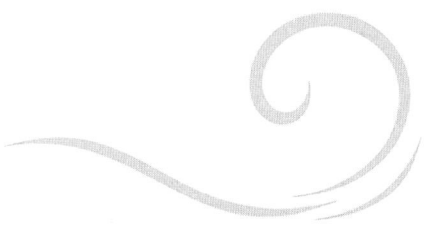

# Wie alles begann

Du hast dieses Buch gewählt, weil dich Alleingeburten interessieren. Vermutlich bist du bereits schwanger und suchst gerade nach Möglichkeiten, dein Kind in Selbstbestimmung, Ruhe und Frieden zu gebären. Vielleicht denkst du dabei an eine begleitete Hausgeburt, vielleicht auch an eine Geburt alleine. Wobei mit alleine nicht unbedingt völlig ohne Begleitung gemeint ist. Bei meinen Geburten war es tatsächlich so, dass ich die Kinder ganz alleine zur Welt brachte. In den häufigeren Fällen von Alleingeburten ist jedoch meistens der Partner zur Unterstützung dabei. Gemeint ist mit alleine, dass die Geburt ohne medizinische Hilfe durch einen Arzt oder eine begleitende Hebamme erfolgt.

Wie auch immer deine Beweggründe sind und welches Ziel du selbst verfolgst – ich möchte dir weder zum einen noch zum anderen raten. Die optimale Geburtsform für dich findest du nur, indem du auf deine Intuition hörst und ihr vertraust.

Es gibt somit kein Allgemeinrezept für Frauen, schon gar nicht für etwas so Essenzielles und Fragiles wie eine Geburt. Mir liegt viel daran, dich in deinem Selbstvertrauen zu unter-

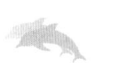 

stützen, dir deine eigene Wertigkeit und die deiner bevorstehenden Geburt wieder bewusst zu machen. Du bist es, die das Baby gebären wird, niemand anderes! Nicht dein Partner, kein Arzt und keine Hebamme kann dir dies bei einer natürlichen Geburt abnehmen. Du trägst die Verantwortung und leistest die Geburtsarbeit. Was ist der Lohn dafür? Das Glück einer natürlichen Geburt, die so verlaufen ist, wie man es sich wünscht, ist kaum in Worte zu fassen. Vielleicht können es sich Extremsportler am ehesten vorstellen, die zum Beispiel den Mount Everest erklommen haben. Im Zentrum dieses Strudels an Freude steht jedoch nicht nur eine Leistung und ein Berg, sondern dein Baby! Dieses allumfassende Gefühl des Glückes und der Liebe zu deinem Kind berührt dich bis in die innersten Schichten deines Seins – und so soll es sein. Die Natur hat es so vorgesehen, damit wir uns am Höhepunkt der Ausschüttung der Liebeshormone unmittelbar nach der natürlichen Geburt in unser Baby verlieben. Genau dann findet das Bonding statt, die Verbindung von Mutter und Kind.

Wie du deine Geburten erleben wirst, kann niemand voraussagen. Wenn du dir jedoch bewusst bist, dass du dein Leben selber gestaltest und du die Macht in dir trägst, positive Ereignisse herbeizurufen und ins Leben zu träumen, dann hast du viele Chancen und Möglichkeiten, eine wundervolle Geburt erleben zu können. Du kannst dich nicht nur körperlich, sondern auch mental optimal auf das Ereignis vorbereiten. Du triffst selbst die Entscheidungen, wo, mit wem und auf welche Weise dein Baby zur Welt kommen soll. Du kannst dich bestmöglich vorbereiten und dann lasse los, lasse die Erfahrung kommen, die für dich in deinem Leben bedeutsam ist. Nicht immer entspricht sie unserer Vorstellung von Perfektionismus, von Urteilen wie gut und schlecht. Doch immer haben Erfahrungen einen Sinn. Dies zeige ich mit meinem Weg der Geburten auf, der mit Glück, gepaart mit Irrwegen und Schmerz, begann. Aber dann verlief er so ganz anders, nämlich genau so, wie ich ihn mir erträumt hatte, in purer Freude und Leichtigkeit.

Meine Geschichten sollen dich dabei einfach inspirieren, über den Tellerrand hinauszuschauen und zu staunen, was alles möglich ist. Nicht weil ich anders bin als du, sondern weil wir viel gemeinsam haben, das Menschsein, das Frausein. Wir tragen die Anlagen, die uns die Natur mitgegeben hat, beide in uns. Vertraue dir, vertraue deinem Körper, vertraue dem Baby, vertraue dem Kosmos in all seiner Pracht. Wir sind stets zum richtigen Zeitpunkt am richtigen Ort, und wir machen die von uns gewählten Erfahrungen. Wir wachsen, wir leben, wir sind.

## Inspiration für eine natürliche, selbstbestimmte Geburt

*Birth as we know it* – ein Film von Elena Tonetti-Vladimirova – hat mich während meiner zweiten Schwangerschaft begleitet und inspiriert. Er handelt von Frauen, welche mit ureigener Kraft in Selbstbestimmtheit gebären. Manche im Wasser, eine sogar im Meer. Ich war fasziniert von der Art, wie sie Leben schenkten. Ich wünschte mir manchmal, ich hätte schon vor meiner ersten Geburt davon gewusst, dass es möglich ist, ganz

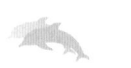 

einfach in Leichtigkeit und innerem Frieden ein Baby zur Welt zu bringen. Mir war bewusst, dass durch eine möglichst naturnahe Geburt eine besondere Energie entsteht, die mich unerschütterlich werden und reifen lässt. Heute bin ich Mutter von vier Kindern und gerade schwanger mit unserem fünften Baby. Ich habe verschiedene Prozesse und Erfahrungen durchlebt und bin dabei die ungewöhnlichsten Wege gegangen, um selber wieder zurück zur Natur und zu meinem Ursprung zu finden. Diese Wege waren nicht eben und einfach, sondern wanden sich um viele Kurven mit Höhen und Tiefen. Es sind die Erfahrungen, die mich wachsen ließen, die mich formten, wie auch unsere ganze Familie. Dieser Prozess nimmt kein Ende. Heute blicke ich auf vieles zurück, was ich mit all den Geburten und Kindern gelernt habe und entdecken durfte. Manchmal denke ich, jetzt kann gar nichts mehr Neues dazukommen, und doch ist es genau umgekehrt. Mit jedem Kind entdecke ich wieder etwas Spannendes. Die Alleingeburten heben sich auch voneinander ab, da gibt es Nuancen, neue Einsichten, neue Erfahrungen.

Begleite mich einfach hier mit dem Buch ein wenig auf meinem Weg. Ich berichte dir von den Geburten und von allem Drumherum, was für mich wichtig war, um ein Baby ganz alleine zur Welt zu bringen. Es geht mir dabei nicht so sehr um medizinisches Wissen. Damit fütterst du zwar deinen Intellekt, doch dies hilft dir kaum, die innere Stärke zu entwickeln, die für eine Alleingeburt notwendig ist. Und genau darum geht es ja in diesem Buch. Ob du dich dann für eine Geburt in Eigenregie oder für eine andere Form entscheidest, spielt nicht so sehr eine

Rolle. Vielmehr geht es darum, dass du Vertrauen in dich selber und in den natürlichen Geburtsprozess weiterentwickelst. Ich möchte dir helfen, selbstbewusst in deiner ganzen Kraft zu stehen, klar und fokussiert zu werden auf die Traumgeburt, wie du sie dir wünschst. Dazu gibt es verschiedene Werkzeuge, Übungen, die dir dabei helfen können. Lasse dich von meinen Geschichten inspirieren und finde deinen eigenen Weg.

Mein erstes Kind brachte ich in einem Geburtshaus zur Welt. Im Vergleich zu Geburten anderer Frauen, deren Geburtsberichte ich hörte, war sie schön auf ihre Weise und doch verbunden mit Fremdbestimmung und zuletzt mit unglaublichen Schmerzen. Da wusste ich, es gibt noch einen anderen Weg. Es wird möglich sein, viel leichter zu gebären, in absoluter Selbstbestimmtheit, ohne große Schmerzen, ohne Einmischung von außen, ohne Leid, einfach nur in purer Essenz an Freude und Liebe. Diese Art von Gebären durfte ich mehrmals erleben in Form der darauf folgenden Alleingeburten. In der ersten Schwangerschaft wusste ich nicht wirklich, was auf mich zukommen wird. Langsam tastete ich mich vorwärts ins Unbekannte und erforschte das Wunder des neuen Lebens. Unwissenheit scheint in unserer heutigen technisierten Kultur so fest verankert zu sein, sodass es für Frauen schwierig ist, die Illusionen einer modernen Geburt zu durchschauen. Um wieder zum ursprünglichen Wissen und Erfahren eines natürlichen Geburtsprozesses zu gelangen, möchte ich dir Einblick geben in meine Erfahrungen, einfach als Impuls und Inspiration. Du wirst selber entscheiden, was dir weiterhilft, was für dich wichtig ist, damit du eine Geburt erleben wirst, so wie du sie

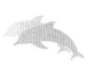 

dir erträumst. Ich erzähle in erster Linie von meinen Geburtserfahrungen, damit du siehst, wie eine Geburt erlebt werden
kann. Wie einfach, kraftvoll und wunderschön eine Geburt
sein kann. Ich denke, so war es auch von Natur aus geplant.
Dass wir Frauen in Liebe und Geborgenheit, in Respekt und
Achtsamkeit, in Einfachheit und Würde gebären. Es geht in
diesem Buch nicht nur um theoretisches Wissen, sondern vielmehr um eigene Erfahrungen und um Irr- und Umwege, die
ich gegangen bin. Davon werde ich berichten. Es geht um den
Wunsch, dass jede Frau selbstbestimmt den für sie richtigen
Weg finden kann, um ihren Kindern das Leben zu schenken
und dabei das Wunder einer glücklichen, erfüllenden Geburt
in seiner ganzen Dimension zu erleben.

Für viele Frauen mag dies vielleicht der Weg einer Hausgeburt
sein, in Begleitung einer erfahrenen und mitfühlenden Hebamme. Für mich sind es Alleingeburten. Wobei das Wort *allein*
eigentlich so für mich nicht stimmig ist, denn ich fühlte mich
bei allen Alleingeburten, obwohl niemand physisch anwesend
war, alles andere als allein. Vielmehr spürte ich die reine, flie-
ßende Urkraft und Energie des Universums, fühlte mich geborgen und sicher durch Wesen, die mit unseren Augen nicht
sichtbar sind. Ich schwamm im Gleichklang mit dem Strom
des Lebens.

Ich möchte dich ermuntern, mutig deinen eigenen Weg zu
finden und zu gehen. Als Pionierin auf diesem Gebiet gehe
ich lediglich ein Stückchen voraus und winke dir zu, gebe dir
da und dort Hinweise und lasse dich teilhaben an meinen Geschichten, damit du siehst, wie es auch für uns westliche Frauen

möglich ist, ein Baby naturnah, in vollkommenem Glück zur Welt zu bringen.

Es geht um das Wissen, dass eine gesunde Frau von der Mutter Natur mit einer vollkommenen Geburtskompetenz ausgestattet ist, die sie sich von ihrer Umgebung und der Gesellschaft nicht absprechen lassen muss. Es geht um das Wissen, dass die Natur jede gesunde Frau mit allem ausgestattet hat, um ihr Kind selber, heil und unversehrt auf die Welt zu bringen. Es geht darum, sich innerlich stark und voller Freude auf die Geburt vorzubereiten, die Urkraft wiederzuentdecken, die alles durchwebt, auf seine Intuition zu hören, selbstbewusst zu handeln und damit in Einfachheit, Ruhe und Liebe zu gebären.

Gebären bedeutet auch, Willen und Mut zu haben, sich auf allen Ebenen zu öffnen und sich dem natürlichen Prozess hinzugeben. Finde die Göttin in dir, werde selber kreative Schöpferin des Lebens. Die Geburt deines Kindes kann für dich wie eine Einweihung und das Erspüren des höheren Selbst, des Göttlichen, oder wie auch immer du es nennen magst, darstellen – eine bewusst erlebte Öffnung der Sphäre, aus der alles Leben geboren wird.

Geburt ist eine existenzielle Erfahrung, ein physisches und spirituelles Ereignis. Es braucht die Erdung, den Körper, wie auch die Lebenskraft, die alles durchströmt, sowie das Wesen und Bewusstsein, welches bereit ist, geboren zu werden. Es ist der schöpferische Tanz von Materie und der Energie des Lebens. Wir Frauen haben das Privileg, diese Grenzerfahrung erleben zu können. Es ist dein Tanz, deine Musik, die du wählst.

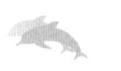 

GUT ZU WISSEN

## Entdecke die Göttin in dir!

Was bedeutet Schwangersein für dich? Wie nimmst du dich wahr? Fühlst du dich wohl in deiner neuen Rolle? Hast du dir Gedanken gemacht, was eine Schwangerschaft bedeutet? Welche Eigenschaften kommen dir in den Sinn? Ich gebe dir hier einige Sätze zur Inspiration.

*Ich bin schwanger ...*

- *und trage damit einen kostbaren Schatz, unser Baby, unter dem Herzen.*
- *und nehme die Rolle als Mutter als würdevolle Aufgabe wahr.*
- *und bin Gefäß für das wachsende Leben.*
- *und bin Trägerin des weiblichen Mysteriums.*
- *und bin schöpferisch, ich bringe Leben zur Erde.*
- *und bin wie Mutter Erde, ich nähre mein Kind während Schwangerschaft und Stillzeit.*
- *und erkenne die Göttin in mir.*

Erkennst du, dass du eine wundervolle, einzigartige Aufgabe in deinem Leben bekommen hast? Einzigartig, weil jede Schwangerschaft, jede Geburt und jedes Kind auf seine ganz besondere Weise anders ist. Wundervoll, weil es tatsächlich etwas unbeschreiblich Schönes ist, Eltern zu werden, und das Leben voller Wunder bereichert.

Als Mann und Frau seid ihr bei der Zeugung schöpferisch, kreativ, aktiv. Ihr formt neues Leben! Mit eurer Energie zieht ihr bewusst oder unbewusst eine Seele in den Kreislauf des Lebens. Ihr seid also auf höchster Stufe schöpferisch tätig.

Als schwangere Frau bist du das Gefäß, welches dieses Leben weiterträgt, es wachsen und gedeihen lässt. In deinem Körper wächst ein kleines Wunder heran. Du hast in der Schwangerschaft die Aufgabe und auch Verantwortung, diesem Leben viel Gutes zu tun. Du entscheidest, wie du dich ernährst, was für Gedanken du hegst, welche Musik oder Filme du konsumierst, womit du dich beschäftigst, mit welchen Menschen du dich umgibst. Dies alles sind Einflüsse, die das Baby bereits jetzt prägen. Sei dir dessen bewusst. Du kannst bereits in der Schwangerschaft sehr viel für dein Baby tun, indem du dir selber viel Gutes tust, es dir selber als Schwangere gut geht, du Freude und Glück erlebst.

Eine Göttin ist schöpferisch, trägt Aspekte nach außen in die Welt hinaus. Als Schwangere bist auch du schöpferisch, du säst etwas, in dir wächst nicht nur ein Körper, sondern ein Mensch mit Herz und Seele. Was für ein Geschenk und was für eine Ehre, diese Aufgabe wahrnehmen zu können. Erkenne dies an, erkenne die Göttin in dir!

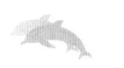 

Eine Göttin ist sich ihrer Macht bewusst, sie weiß um ihre eigene Kraft und ihren Willen. Als Göttin behältst du diese innere Stärke und Macht ganz bei dir. Du bestimmst, wie du deine Schwangerschaft gestalten möchtest. Du bestimmst, wie, wo und mit wem du dein Kind zur Welt bringen möchtest. Du lebst intuitiv dein Muttersein mit dem Baby, wie es sich für dich richtig anfühlt. Erkenne dies an, erkenne die Göttin in dir!

Göttin sein bedeutet das Schöpferische wie auch die damit einhergehende Verantwortung und Macht, selber nach außen zu tragen. Lass dich nicht in eine Form pressen, die dir nicht zusagt. Gib dir selber die Freiheit, Schwangerschaft, Geburt und Babyzeit so zu erleben, dass es für dich, für euch als Familie harmonisch ist, dass ihr erfüllt seid von Glück und Liebe. Erkenne dies an, erkenne die Göttin in dir!

## Schwangerschaften verändern Lebenseinstellungen

Im Laufe meiner Schwangerschafts- und Geburtserfahrungen habe ich eine intensive Wandlung durchgemacht, die meine bisherige Lebenseinstellung, die Partnerschaft und das Leben meiner ganzen Familie transformiert hat, erweitert durch die Erkenntnis, dass Zeugung, Schwangerschaft und Geburt eine natürliche Bestimmung und eine tiefere spirituelle Bedeutung haben.

Als ich mit 25 Jahren das erste Mal schwanger wurde, war mir gar nicht bewusst, wie unglaublich komplex und faszinierend dieses Wunder, Leben zu schenken, wirklich ist, wie unglaublich weise die Natur uns Frauen mit allem ausgestattet hat, was wir brauchen, dieses Wunder zu vollbringen. Ich kannte Geburtsberichte meiner Mutter und von Bekannten, war sehr unbekümmert und zuversichtlich, dass alles gut gehen würde. Doch eigentlich wusste ich nicht wirklich, was da auf mich zukommt. Du weißt es erst, wenn es so weit ist und du der unendlich langen Kette unserer Ahnen ein weiteres Glied hinzufügst.

Ich konnte mir nicht vorstellen, wie viel Kraft es tatsächlich kosten kann, ein Kind zu gebären, und welche Schmerzen damit verbunden sein können, gerade wenn in die Geburt mit künstlichen Wehenmitteln eingegriffen wird. Ich musste über die Grenze des Erträglichen hinausgehen und diesen Schmerz selber kennenlernen, damit ich andere Frauen verstehen kann, die traumatische Geburten erleiden. Ich wusste bei der ersten Geburt noch nicht, was ich tun muss, um in den Fluss einer natürlichen Geburt einzutauchen. Dass ich entspannen muss, anstatt zu pressen. Ich kannte noch nicht die Wichtigkeit der Atmung und ihre Wirkung auf den Geburtsprozess. Mir war nicht annähernd klar, wie unendlich viel ich als Frau aushalten kann, weit über alle mir bisher bekannten Grenzen hinaus. Ich wusste nicht, wie wenig ich aushalten muss, wenn ich das in mir ruhende Kraftpotenzial für eine entspannte Geburt meines Kindes einzusetzen vermag und ich mich alleine in meiner vertrauten Umgebung dem Prozess hingeben kann. Es folgte das Suchen und Finden einer anderen Art von Geburtsform, einer in Leichtigkeit und Selbstbestimmung, verbunden mit

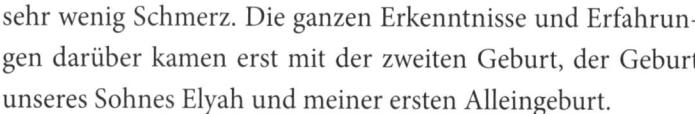 

sehr wenig Schmerz. Die ganzen Erkenntnisse und Erfahrungen darüber kamen erst mit der zweiten Geburt, der Geburt unseres Sohnes Elyah und meiner ersten Alleingeburt.

Für eine Geburt braucht es nicht nur körperliche, sondern auch mentale Stärke und Kraft, dieser Grenzerfahrung zu begegnen. Wie andere Extremsituationen bedeutet die Geburt auch eine Chance für neue Erfahrungen und Entwicklungen. Es ist die Chance, die Geburt keineswegs als traumatisch, sondern erfüllend, leicht und mit unendlichen Glücksgefühlen beseelt zu erleben. Ich frage mich, warum es in der heutigen Zeit so wenig schöne natürliche Geburten gibt. Warum sind so viele Frauen Teil einer technisierten Geburtsmaschinerie? Warum sind das alte Wissen und das Urvertrauen bei uns westlichen Frauen verloren gegangen? Das Ganze geschah wohl nicht aus Zufall, sondern wurde bewusst so gelenkt. Denn Menschen, die verwundet wurden durch traumatische Geburten, deren Start ins Leben nicht einfach war, die seelische Narben in sich tragen, lassen sich wohl leichter lenken und führen.

Genauso liegt hier das Potenzial einer friedvollen Gesellschaft, die kooperiert und mit der Natur lebt, anstatt gegen sie und letzten Endes gegen sich selber. Wenn wir bei den Wurzeln beginnen und das Fundament der Menschheit auf Geborgenheit, Freiheit, Liebe und schöpferischer Kreativität beruht, dann formen wir für unsere kommenden Generationen einen ganz anderen Planeten, einen, der überleben kann und dessen wir würdig sind, weiterhin darauf zu leben.

In meiner ersten Schwangerschaft machte ich mir darüber nicht so viele Gedanken. Auch ich überließ einen Teil der Verantwortung und Bestimmung den Ärzten und Hebammen. Heute bin ich Mutter und Adoula (spirituelle Doula, Begleiterin). Ich bin durch sehr kraftvolle Erfahrungen gegangen und gebe diese weiter, damit das alte Wissen um die Geburt wiederbelebt und gelebt wird. Wir haben dieses Wissen in unseren Zellen gespeichert. Wir tragen das Erbe unserer Ahnen in uns. Wir können wiederentdecken, wie diese von Natur aus sein sollten: eine heilige Transformation, ein freudvolles Fest, ein spirituelles Ereignis, eine Öffnung auf allen Ebenen in Glück und Freude. Es ist essenziell, dass wir dies wieder als solche Ereignisse hervorbringen im Hinblick auf die Zukunft der Menschheit. Mit den Gedanken daran, dass wir mit der Art und dem Erlebnis der Geburt eine wichtige Prägung setzen für zukünftige Generationen. Es ist erstaunlich, wie unterschiedliche Geburtserfahrungen und die Monate danach einen Menschen formen. In manchen Kulturen, wie beispielsweise in Indonesien, hatten sanfte, natürliche Geburten zu Hause eine lange Tradition. Es war oder ist heute teilweise noch üblich, das Baby ein Jahr lang nach der Geburt immer zu tragen. Geburt war ein alltägliches Ereignis, eingewoben in das Leben innerhalb der Gemeinschaft. Dies alles prägte diese Menschen als ein sehr friedliebendes, sanftes Volk. Demgegenüber gab es Naturvölker, die ihre Babys ganz bewusst von Geburt an Härte spüren ließen und sie wortwörtlich in harte Körbe packten, um möglichst starke Krieger daraus hervorzubringen.

Wie sieht es bei uns aus? Wohin steuern wir hier in den industriellen Teilen der Welt? Was bedeutet es, wenn Menschen im Labor gezeugt und per Operation geboren werden? Sind wir mittlerweile nicht schon so weit weg von der Menschlichkeit, um als funktionierende Roboter dem System zu dienen? Vielleicht ein übertriebener Gedanke, vielleicht doch auch ein wenig Realität. Eines ist sicher, wenn wir uns eine Zukunft in Freude, in Harmonie wünschen, dann müssen wir unsere Geburtskultur dementsprechend umgestalten. Die Geburt, aber auch bereits die Zeugung, die Schwangerschaft und die ersten Lebensjahre geben die Spur vor, wie wir später unser Leben gestalten, welche Muster in unserer Gefühlswelt ablaufen und wie wir mit anderen Menschen, Tieren und der Natur umgehen. Wir haben immer eine Wahl.

Wenn dir bewusst wird, wie maßgebend die Geburtserfahrung für dein Baby sein wird, dann bringt dies einerseits Verantwortung, aber auch ein riesiges Potenzial mit sich. Ich möchte dich dabei unterstützen, bewusst zu werden, um mit innerer Klarheit und Stärke Entscheidungen zu treffen und zu wählen.

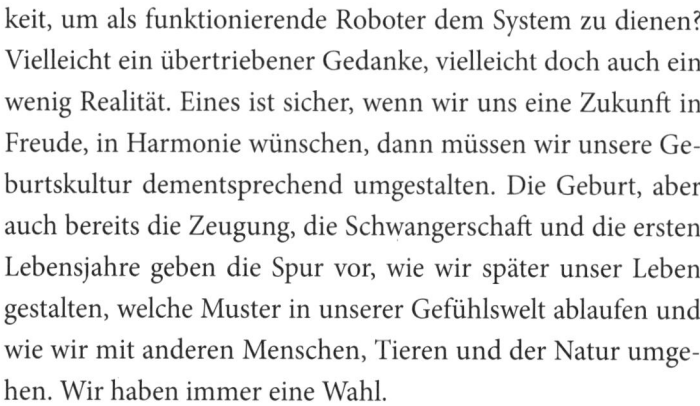

GUT ZU WISSEN

## Wähle bewusst den Geburtsort und deine Begleitung

Es geht um die Geburt deines Kindes um deine bewusste Wahl und Entscheidung, denn du wirst das Baby zur Welt bringen. Beantworte für dich selber folgende Fragen:

* *Wo soll mein Baby zur Welt kommen?*

Zu Hause oder doch im Geburtshaus? Werde kreativ, es gibt unzählige Möglichkeiten, wenn wir unseren eigenen

Horizont erweitern. Es gibt Frauen, die an ungewöhnlichen Orten ihr Kind zur Welt bringen: im eigenen Garten, im Tipi, in der Jurte, im Wohnwagen, im Wald, im natürlichen Gewässer, im Meer, am Strand. ... Verleihe deinen Träumen Flügel!

Verliere dabei deine Verantwortung und die praktische Umsetzung nie aus den Augen. Männer sind wunderbare Planer und Helfer, wenn es darum geht, Sicherheitsaspekte zu berücksichtigen. (Ist im Falle eines Notfalls ein Krankenhaus in der Nähe oder mit dem Auto erreichbar oder kann ein Hubschrauber landen etc.)

Auch für die Umsetzung der individuellen Wünsche findet der Partner seinen zuständigen Bereich, indem er sich um die Organisation und das Herrichten des optimalen Geburtsortes kümmern kann (Aufbauen von Jurte, Geburtspool etc.).

*Wer soll mich dabei begleiten?*

Möchte ich mein Baby ohne medizinische Hilfe von Arzt oder Hebamme zur Welt bringen? Möchte ich als Sicherheit eine Hebamme auf Rufbereitschaft dazunehmen, falls ich mich während der Geburt doch anders entscheide? Möchte ich meinen Mann oder ältere Geschwister dabeihaben? Soll mich eine Doula oder Freundin begleiten? Ändern sich diese Wünsche während der Geburt? Wie muss ich mich demzufolge organisieren?

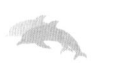 

## Wie Patrick mich unterstützte

Natürlicherweise nimmt der Mann die Rolle des Beschützers ein. Bei Patrick konnte ich jeweils gut beobachten, wie er mich bereits während der Schwangerschaft mit anderen Augen ansah, mir vermehrt Aufmerksamkeit und Zuwendung schenkte, was ich sehr schätzte und genoss. Männer möchten für ihre Liebste da sein, gerade wenn sie schwanger ist, sie umhegen und beschützen, denn es geht um ein kostbares Wesen, das eigene Kind.

Es ist schön, wenn der Mann während der Schwangerschaft seiner Frau auch Wertschätzung zeigen kann, denn nicht immer sind diese besonderen Umstände leicht. Manche haben mehr, andere weniger mit Unannehmlichkeiten oder gar Krankheiten umzugehen. Da tut jede praktische und seelische Unterstützung gut.

Mit der Zeugung und der Schwangerschaft werden Frau und Mann zusammen mit dem Kind bereits als neue Familie miteinander verwebt. Gemeinsame Kontaktaufnahmen mit dem Kind wie auch Atemübungen, worauf ich später noch zu sprechen komme, helfen, diesem Gefüge eine Basis zu geben.

Eine weitere Aufgabe des Mannes könnte es sein, gerade wenn es sich um eine Haus- oder Alleingeburt handelt, den Geburtsort vorzubereiten. Das kann ganz praktische Dinge betreffen, wie das Aufbauen und Füllen des Geburtspools, das Organisieren eines Mayahockers, das Aufhängen eines Seils oder das Aufstellen einer Jurte. Bei der unmittelbar bevorstehenden Geburt sind es dann weitere Dinge wie Musik einlegen, Kerzen anzünden, Tücher bereithalten etc. Patrick hatte bei der Vorbereitung des Raumes bei unserer vierten Geburt eine neue, zentrale Rolle inne, worüber ich im Geburtsbericht von Ayleen am Ende des Buches berichte.

Die Rolle des Mannes während der Geburt wird bei jeder Familie ganz anders sein. Manche Frauen benötigen und wünschen eine aktive Geburtsunterstützung. Das kann Massieren, Halten oder sonst eine Form von Zuwendung sein oder einfach das Dienen. Die Frau mit Getränken, Knabbereien, kalten Waschlappen, Ölen, Wärmeflaschen etc. versorgen. Es kann auch nur die stille Anwesenheit in der Nähe sein, die wichtig ist für die Gebärende. Dann gibt es Frauen wie mich, die mit weiteren Geburtserfahrungen spüren, dass sie am liebsten allein gelassen werden und froh sind, wenn der Mann in der Zwischenzeit sich um die älteren Kinder kümmert.

Der Mann darf, sofern die Frau es wünscht, selbstverständlich die Geburt miterleben, muss es aber nicht. Es soll auf beiden Seiten geklärt sein, was die jeweiligen Wünsche sind. Genauso wenig, wie eine Frau ihren Mann zwingen kann, dabei sein zu müssen, hat auch der Mann kein Recht, dabei zu sein, wenn dies die Frau nicht möchte. Die Geburt ist ein Mysterium der Frauen. Deswegen ist es auch verständlich, wenn Frauen alleine oder nur zusammen mit Frauen gebären möchten.

Ich durfte beides erleben. Bei der ersten Geburt von Leonie war Patrick dabei und hat mich dabei maßgebend unterstützt. Nach dieser Erfahrung dachte ich erst, ich könnte wohl gar nicht ohne ihn gebären. Doch mit dem sich immer mehr abzeichnenden Wunsch nach einer Alleingeburt war für mich gleichzeitig klar, dass ich am liebsten ganz alleine bin, ohne

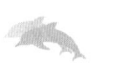 

jegliche Personen, damit ich mich ungestört in meine eigene Welt zurückziehen, mich dadurch optimal entspannen und gebären kann.

Die Situation kann sich auch unter der Geburt mehrmals verändern. So kann es Phasen geben, wo die Frau kaum berührt oder angesprochen werden möchte, um ganz in den Geburtsprozess eintauchen zu können. Dann gibt es vielleicht wieder Phasen, wo sie froh ist, eine starke Rückenmassage zu bekommen oder einfach nur Zuspruch, eine liebevolle Geste, ein Lächeln. Klärt vorher eure eigenen Wünsche gegenseitig ab und seid offen für Änderungen dieser Wünsche während der Geburt.

Das Wochenbett hingegen ist die bedeutungsvolle Zeit des Bondings als Familie. Da ist es wichtig, dass der Vater sich Urlaub nimmt, nicht nur die Frau umhegt und pflegt, sondern ebenso Zeit mit dem Baby verbringt. Gemeinsames Kuscheln, Baden, Tragen, vielleicht sogar schon kurze gemeinsame Spaziergänge an der frischen Luft. Es ist die Zeit des Stillstehens, des Genießens, bevor die Hektik des Alltags wieder alle erfasst. Es lohnt sich, Besuche auf ein absolutes Minimum zu beschränken, Handy und PC in die Ecke zu stellen und einfach Eltern zu sein. Das Wochenbett vergeht ohnehin viel zu schnell und kommt nie wieder. Zu Hause in den eigenen vier Wänden ist dies eine wirklich *heilige* Zeit, heilig im Sinn von geschützt, behütet und geborgen.

## Ich werde Vater! – Patrick erzählt

Ich war gerade dreißig Jahre alt, als Nadine mit unserem ersten Kind schwanger wurde. Wir waren damals elf Jahre zusammen, hatten viele schöne Momente erlebt und viele Höhen und Tiefen hinter uns. Der letzte Malediven-Urlaub lag gerade zwei Wochen zurück, und Nadines Monatszyklus geriet durch die Klima- und Zeitverschiebungen durcheinander. So passierte es, dass sich nach jahrelanger natürlicher Verhütung ein Baby ankündigte. Dies war unser absoluter Glücksfall und ein großes Geschenk. Hätten wir uns damals bewusst für ein Kind entschieden, dann wohl viel später, da es zuvor immer noch hundert scheinbar wichtige Dinge zu erledigen gibt. Wir sind so froh, dass es anders gekommen ist und Leonie genau zum richtigen Zeitpunkt zu uns gefunden hat.

Bis zur ersten Schwangerschaft machten wir vieles, was junge Menschen im Alter zwischen zwanzig und dreißig Jahren so tun. Wir liebten das Reisen, gingen unseren eigenen Interessen nach, lasen viel, verbrachten Abende vor dem Fernseher, gingen in die Disco und trafen Freunde. Damit lagen wir auf derselben Wellenlinie wie unserer damaliger Freundeskreis. Nadine hatte nach ihrem Abschluss an der Zürich Business School als Flugbegleiterin bei der damaligen Swissair gearbeitet. Sie liebte das Tanzen und war wie ich sehr viel unterwegs. Ich arbeitete weltweit als Servicetechniker und lernte ebenfalls viele Länder rund um den Globus kennen, bevor ich in führende Positionen als Manager wechselte. Kinder wollten wir auf jeden Fall.

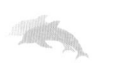 

Wir wussten nur nicht, zu welchem Zeitpunkt es sein sollte. Und schon gar nicht, welches intensive, herausfordernde und wunderschöne Abenteuer uns bevorstand.

Es begann damit, dass mir Nadine zu meinem dreißigsten Geburtstag ein kleines Kinderpuzzle mit einem Winnie-the-Pooh-Motiv schenkte. Nachdem ich das Puzzle zusammengesetzt hatte, stand auf der Rückseite mit vielen Herzchen umrandet geschrieben: «Und das schönste Geschenk wird erst in neun Monaten eintreffen …» Da wusste ich, Nadine war schwanger, und wir werden Eltern. Wir freuten uns beide riesig über dieses unerwartete Geschenk, dieses winzige Wesen, das Nadine unter dem Herzen trug.

Es ist ein unglaubliches Gefühl und eine Freude, wenn man plötzlich weiß, ein Baby ist unterwegs: Ich werde Vater! Obwohl die Schwangerschaft nicht geplant war, passte alles perfekt zusammen. Es war genau der richtige Zeitpunkt, unsere Beziehung stimmte und hatte eine starke Basis. Wir waren einfach rundherum glücklich.

Worüber wir uns wunderten, war, dass ich diese Nachricht punktgenau an meinem dreißigsten Geburtstag bekam. Nadine wusste es selber erst zwei Wochen zuvor und konnte es nur mit Mühe für sich behalten. Ich hatte mir die ganzen Jahre vorher immer gesagt: «Ich möchte auf jeden Fall gerne Kinder, aber wenn möglich, nicht vor dreißig.» So hatte ich mir selber mit diesem Vorsatz die Weichen gestellt. Dass Leonie sich wirklich so termingenau eingenistet hatte, war schon eine Besonderheit, ein besonderes Geschenk an mich.

Heute weiß ich, dass Zeugung nicht nur mit dem körperlichen Aspekt und dem richtigen Zeitpunkt zu tun hat, sondern ganz entscheidend auch mit der inneren Bereitschaft, ein Kind in sein Leben einzuladen und willkommen zu heißen. Wenn ich das heute nach meiner schamanisch praktizierenden Ausbildung betrachte, ist es ganz klar, dass ich mir damals unbewusst meine eigene innere Ordnung angelegt hatte. Die innere Sperre schmolz mit dem dreißigsten Geburtstag sozusagen dahin, wurde außer Kraft gesetzt, und der Weg war frei für ein Baby. Die Macht der Gedanken spielt eine weit größere Rolle, als wir annehmen. Vater zu werden war an diesem Tag das schönste Geburtstagsgeschenk, das mir Nadine machen konnte. Es war von uns beiden intuitiv erfasst genau der richtige Zeitpunkt.

Ich war auf alles, was dann kam, nicht wirklich vorbereitet. Wir taten das, was die meisten Paare bei einer Schwangerschaft tun. Ich nahm mir jeweils die Zeit, Nadine zu den Vorsorgeuntersuchungen beim Arzt zu begleiten. Dies war für Nadine, wie auch für mich selber sehr wichtig. Wir freuten uns über die süßen Ultraschallbildchen unseres Babys. Damals haben wir uns noch in keinster Weise über den Einsatz von Ultraschall informiert und ihn deshalb auch gar nicht hinterfragt wie so vieles andere auch. Wir stürzten uns voller Freude auf den Einkauf einer ganzen Babyausstattung und haben uns ein komplettes Kinderzimmer angeschafft mit allem, was man angeblich so braucht.

Wir bestellten ein Babybettchen, eine Wickelkommode mit passendem Schrank dazu, Spieluhr, Strampler, Schnul-

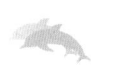 

ler, Babywanne und Windeln, kurzum das Rundumpaket von dem, was die Hersteller im Angebot so alles auffahren. Selbstverständlich gehörte dazu auch ein neuer Kinderwagen, ein überaus großes, teures und sportliches Gefährt. Aus heutiger Sicht hatten wir jedoch lauter überflüssige Dinge gekauft, weil wir schlicht und einfach nicht wussten, welche Bedürfnisse ein Baby tatsächlich hat. Hätte uns damals jemand gesagt, dass wir weder Kinderwagen noch Windeln bräuchten, hätten wir wohl nur ungläubig den Kopf geschüttelt. Wir mussten erst unsere Erfahrungen machen und hätten uns tatsächlich viel Geld und Ärger ersparen können.

Die Wickelkommode und das Babybettchen zum Beispiel haben wir nie gebraucht, darüber freuten sich lediglich unsere Katzen. Ebenso wenig benutzten wir den überdimensionierten Kinderwagen, welcher selten als Transporter für zahlreiches Gepäck herhalten musste.

Ich stand mitten in meiner Karriere als Service Manager, einem technischen Beruf, in dem ich auf rationales Funktionieren und zeitlich klar kalkulierbare Prozesse mit nachmessbaren Ergebnissen ausgerichtet war. Genau das Gegenteil von dem, was bei einer Geburt wichtig ist. Ich war immer noch oft auf Geschäftsreisen. Dies war früher kaum ein Thema, denn wir sind beide sehr selbstständige und freiheitsliebende Menschen. Nun befand ich mich plötzlich wie viele junge Väter in einem Spagat zwischen zwei Welten, die der Karriere und der Familie. Dass die Erfahrungen der folgenden Jahre mit den Geburten unserer Kinder derart große Veränderungen mit sich bringen würden, lag jenseits meines damaligen Horizontes. Nie hätte ich gedacht, was diese in mir und in unserer Partnerschaft auslösen und wie sie unsere Einstellung zum Leben komplett verändern würden. Zeugung, Schwangerschaft, Geburt und Babyzeit initiieren jedoch tatsächlich einen gravierenden neuen Lebensabschnitt, der unendlich viele Möglichkeiten bietet, selber wie auch zusammen zu wachsen. Nie hätte ich mir erträumen lassen, wie weit uns unsere Kinder in der eigenen Entwicklung wie auch als Familie und als denkender und fühlender Mensch gebracht haben. Ohne diese Erfahrungen hätte unser Leben nie in diesem Ausmaß an Tiefe gewonnen. Unsere Kinder brachten uns zurück zur Natur und zurück zu unserem wahren Selbst. Dafür sind wir ihnen immer dankbar.

## Klinik, Geburtshaus oder Hausgeburt?

Die Zeit der Schwangerschaft war sehr schön. Es war spannend mitzuerleben, wie unser Baby im Bauch von Nadine heranwuchs. Ich habe mir früher öfters vorgestellt, mit einem kleinen Mädchen an der Hand den Strand entlangzuspazieren. In diesem inneren Bild sah ich sie mit blonden Korkenzieherlocken. Wenn ich heute unsere erstgeborene Tochter betrachte, dann ist auch hier eingetroffen, was ich mir unbewusst vorgegeben und erträumt hatte. Seit Nadine schwanger war, fühlte ich mich noch mehr zu Hause, und unsere Beziehung war noch inniger geworden.

Ich spürte stark in mir den Urinstinkt, meine Frau und unser Baby zu umsorgen. Die Frage stellte sich, wo unser

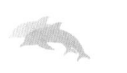 

Kind zur Welt kommen würde. Im ersten Moment dachte ich an ein Krankenhaus. Zu meiner Überraschung war es Nadine, die als Erste von uns beiden vom Normverhalten unseres damaligen Umfeldes abwich. Sie wollte auf keinen Fall in einem Krankenhaus unser Kind gebären. Es sollte eine Umgebung sein, in der sie sich wohlfühlte. Für eine Hausgeburt war sie jedoch beim ersten Kind noch nicht bereit, weshalb sie sich für ein Geburtshaus entschied. Ich konnte mich gut mit diesem Gedanken anfreunden und vertraute ihr und ihrer Entscheidung.

Es war nicht das nächstliegende Geburtshaus, sondern etwa eine Stunde Autofahrt von uns entfernt. Wir haben es vorab gemeinsam besucht und dieses gewählt, da wir glaubten, in diesem am besten aufgehoben zu sein. Die Hebammen waren uns sympathisch, und der Ort wirkte sehr friedlich. Das Geburtszimmer und die Wochenbettzimmer waren liebevoll eingerichtet. Das ist der perfekte Geburtsort, so dachten wir.

In unserem Umfeld war die Entscheidung für das Geburtshaus schon etwas Besonderes. Ein solches Vorhaben wurde teils bewundert, teils warf es neugierige und manchmal auch kritische Fragen auf. Wir merkten, dass wir mit dieser Entscheidung bereits abseits der Vorstellungen unserer Freunde und der Familie standen. Es wurde uns klar, dass dies den Beginn einer Zeit der starken Veränderung und Neuausrichtung ankündigte.

# Schwanger –
# Vorfreude auf unser erstes Kind

Ich habe bei meiner ersten Schwangerschaft vieles noch nicht gewusst, noch nicht erfahren. Ich war geprägt durch anerzogene Muster, Klischees und äußere Einflüsse durch Menschen, durch die Medien- und Konsumwelt. Ich stand erst am Anfang eines langen steinigen Weges mit vielen Stolperfallen. Ich war in der Annahme, die Bedürfnisse eines Babys zu kennen und das nötige Wissen für die Geburt bereits zu haben. Doch dies war ein Irrtum! In Geburtsvorbereitungskursen wird der Vorgang der Geburt trocken erklärt, aber nicht, wie eine Frau tatsächlich optimal gebären kann. Die Frauen werden nicht über den Irrtum des Pressens aufgeklärt, erfahren nicht, wie damit Anspannung und Schmerz einhergehen. Genauso wenig wird über die Wichtigkeit des Tragens, des Familienbettes oder über Windelfrei, die natürliche Säuglingspflege, gesprochen. Wir erhalten in unserer Kultur kaum brauchbare Hinweise auf die wirklichen Grundbedürfnisse eines Babys. Wir werden als Patient im Krankenhaus und als Konsument der Hersteller, welche mit Babynahrung und Ausstattung ihr Geld verdienen, in ganz falsche Bahnen gelenkt. Kaum jemand hinterfragt dies. So war es auch bei uns. Erst mit der Geburt von Leonie und der Zeit danach fand die Metamorphose statt. Das Hinterfragen, Umdenken und Suchen nach Antworten begann. Eine Odyssee, die für uns erstaunliche Tore öffnete.

Das Wissen um die wahren Werte und Gegebenheiten einer natürlichen, freudvollen Geburt scheint verschüttet. Ebenso die Grundbedürfnisse der Babys und Kinder. Wenn sich Eltern

auf den Weg machen, zurück zur Natur, zurück zur ursprünglichen Form der Geburt, dann werden sie im Internet und in Büchern fündig. Doch zunächst muss man überhaupt einmal wissen oder eben selber erfahren, dass die gängigen Trampelwege wenig taugen. Wir wussten es nicht, denn niemand hat uns den richtigen Weg gewiesen. Wir suchten auch nicht danach, sondern mussten erst durch schmerzliche Erfahrungen gehen, um ihn zu finden.

Durch meine Arbeit als Autorin und Leiterin von Kursen bemühe ich mich darum, Eltern aufzuklären, Schwangeren die Informationen weiterzugeben, die tatsächlich wichtig sind, damit eine neue Geburtskultur entstehen kann. Eine, die auf ursprünglichem jahrtausendealtem Wissen beruht, welche insbesondere Frauen intuitiv in sich tragen. Dieses Wissen um die Kraft der Frau und der Geburt soll hinaus in die Welt getragen werden. Sie stützt sich nicht auf Angst und Machtmechanismen, sondern auf die innere Kraft, Freude, Liebe, Kreativität und den schöpferischen Ausdruck des Lebens.

Es geht auch darum, uns Frauen das Recht zurückzugeben, eigenverantwortlich und selbstbestimmt zu entscheiden, wie, mit wem und in welcher Umgebung wir unser Kind zur Welt bringen möchten. Soll dies im Krankenhaus, zu Hause oder in der Natur stattfinden? Möchte ich dabei liegen, mich frei bewegen, stehen oder knien? Wer soll mich begleiten? Wähle ich eine harmonische Umgebung oder eine fremde, unwirtliche Atmosphäre und werde fortlaufend im Geburtsprozess gestört? Wird in den Verlauf eingegriffen, erlebe ich die Geburt betäubt oder mit wachem Bewusstsein? Wird es eine natürliche vaginale Geburt oder ein Kaiserschnitt in Narkose? Wenn ich nicht weiß, was alles möglich ist, welche Rechte ich habe, ist die Chance groß, dass andere meine Geburt bestimmen und ich mich selber um eine wundervolle Erfahrung bringe: eine Geburt in Würde und absolutem Glück. Wenn ich mich hingegen informiere, mich körperlich und mental vorbereite, ganz bewusst und klar Entscheidungen treffe und weiß, was ich will und was nicht, gibt mir dies eine kraftvolle innere Haltung und Sicherheit. Dann kann ich erleben, was ich mir wünsche, und erfahre nicht das, was andere als richtig erachten.

Dazu muss ich ganz einfach mein Recht und die eigene Macht annehmen. Das Ruder selber in die Hand nehmen, bereit sein, Verantwortung zu tragen, und selber bestimmen, welchen Weg ich gehe. Die Geburt nimmt einem niemand ab, weder der Arzt noch die Hebamme oder der Partner.

Du bist es, die dein Kind zur Welt bringt! Genau deshalb sollst auch du entscheiden, wie, wo und in welcher Weise dies geschehen soll. Damit du deine Rechte kennst und dir selber Fragen stellst, was du möchtest und was nicht, habe ich dir hier eine Liste zusammengestellt mit wichtigen Punkten. Natürlich sollst du sie für dich anpassen, streichen und ergänzen, was nötig ist. Viele der aufgelisteten Fragen stellen sich schon gar nicht bei einer Hausgeburt, sind jedoch wichtig für Frauen, die im Krankenhaus gebären. Schreibe deine eigene Liste als Pfad, als Wegweiser, als euren ganz eigenen Begleiter.

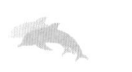 

GUT ZU WISSEN

# Deine Rechte, Absichten und Wünsche

*Schwangerschaft, Geburt und Wochenbett*

- Du hast das Recht auf Schutz und Unversehrtheit während Schwangerschaft, Geburt und Wochenbett.

- Du hast ein Recht auf Selbstbestimmung und Würde.

- Dein Kind hat das Recht, unversehrt und friedvoll in diese Welt geboren zu werden.

- Du hast das Recht auf eine natürliche, spontane, vaginale Geburt.

- Du hast das Recht, dir für die Geburt so viel Zeit zu lassen, wie du und dein Kind benötigen.

- Du hast das Recht der Wahl des Geburtsortes und der Art der Geburt (Hausgeburt, Geburtshaus .../ Wasser, Mayastuhl ...).

- Du hast das Recht der Wahl deiner Begleitpersonen (Lebenspartner, Ehemann, Vater, Freundin, Hebamme, Arzt, Doula/Adoula – oder keine).

- Du hast das Recht der freien Geburtsgestaltung (frei bewegen, Gebärpositionen, Tanzen, Essen, Trinken, Musik ...).

- Du hast ein Recht, deine eigenen Wünsche, Gefühle und Bedürfnisse geschützt und geachtet zu bekommen.

- Du hast das Recht auf Respekt und einen achtsamen Umgang mit dir und dem Baby.

- Du hast das Recht auf umfassende Information rund um die ganze Schwangerschaft und Geburt, ebenso auf Nichtwissen – bezogen auf vermeintlich negative ärztliche Diagnosen.

- Du hast ein Recht, in der Schwangerschaft von ungewünschten Informationen und nicht erbetenen Kommentaren verschont zu bleiben.

- Du hast das Recht, die künstliche Einleitung der Wehen oder Wehenhemmer, PDA, Dauer-CTG, prophylaktischen Venenzugang, Venentropf zu verweigern.

- Du hast das Recht, jederzeit selbst darüber zu entscheiden, ob und welchen Eingriffen du zustimmen willst.

- Du hast das Recht, vaginale Untersuchungen, Blasenöffnung, Mikroblutentnahme am Kopf des Kindes zu verweigern.

- Du hast das Recht auf den Schutz deines Dammes und die Vermeidung eines Schnittes (Verstümmlung zwecks »Übung« des Personals …). Du verzichtest auf einen ungefragten Dammschnitt und nimmst einen eventuellen Dammriss in Kauf.

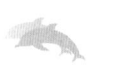 

- Du hast das Recht, dein Kind ohne »Presskommandos« in deinem eigenen Rhythmus, unterstützt von Atem- und Entspannungstechniken zu gebären.

- Du hast das Recht, dein Baby in deine eigenen Hände zu gebären.

- Du hast das Recht auf eine Lotusgeburt oder das lange Auspulsieren der Nabelschnur.

- Du hast das Recht, dass dir dein Kind nach der Geburt sofort auf den Bauch gelegt wird, ohne weitere Untersuchungen, Wiegen, Waschen oder Messen der Größe.

- Du hast das Recht, das prophylaktische Absaugen des Mund- und Rachenraumes zu verweigern.

- Du hast das Recht, prophylaktische Verabreichung von Augentropfen, Antibiotika, Vitamin K und D zu verweigern ebenso den Guthrie-Test, die Blutentnahme beim Baby.

- Du hast das Recht dein Baby gleich nach der Geburt bei dir zu haben (Hautkontakt = Bonding).

- Du hast das Recht, die Plazenta ohne medizinische oder mechanische Eingriffe, ohne Wehenmittel in Ruhe gebären zu können.

- Du hast das Recht, dein Kind sofort anzulegen, zu stillen – Schnuller oder Fläschchen dagegen sowie die Zuführung von Glukose, Maltodextrin und Ähnlichem zu verweigern.

- Du hast das Recht, das Baby bei dir in deinem Bett schlafen zu lassen.
- Du hast ein Recht, in deinen Wünschen und Bedürfnissen ernst genommen zu werden.
- Du hast das Recht, deinen Mann mit der vollen Entscheidungsbefugnis auszustatten, deinen Willen zu vollziehen, falls du nicht ansprechbar bist.
- Du hast das Recht, das Wochenbett ungestört und ohne Zeitdruck umsorgt und gepflegt mit deinem Kind zu verbringen.

Meine Suche nach dem richtigen Weg beginnt mit der Geburt unserer ersten Tochter Leonie. Was ich erlebt und daraus mitgenommen habe für meine weiteren Geburten, davon möchte ich jetzt berichten. Ich nehme dich mit auf eine Reise: Es ist meine eigene Suche nach der friedvollen, einfachen Geburt, die ich mir so sehr wünschte.

## Die Erkenntnis beginnt

### GEBURTSBERICHT LEONIE
Geburt im Geburtshaus, 15. März 2005

Am 13.03.2005 war ich für eine Kontrolluntersuchung im Geburtshaus. Ich war damals einverstanden, vaginal untersucht zu werden, wobei vermutlich die Fruchtblase etwas ver-

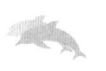 

letzt wurde. Am nächsten Morgen verlor ich immer wieder etwas Fruchtwasser. Dies passierte einer anderen Frau genau zeitgleich, welche ebenfalls ein Tag zuvor bei der gleichen Hebamme vaginal untersucht wurde.

Wehen hatte ich zu diesem Zeitpunkt noch nicht wirklich, lediglich ab und zu ein leichtes Ziehen. Ich telefonierte mit der Hebamme des Geburtshauses und meldete unser Kommen für den Nachmittag an. Zu Hause hatte ich noch zu tun. Eine neue Katzentüre wurde fachmännisch eingebaut, und ich wartete, bis Patrick von der Arbeit kam.

Ich war sehr entspannt, freute mich auf die Geburt und unser Baby. Es war schon später Nachmittag, bis wir endlich losfuhren. Da die Fahrt zum Geburtshaus eine Stunde dauerte und wir inzwischen auch hungrig waren, hielten wir noch in einem Fast-Food-Restaurant. Wie war ich damals unwissend! Vom Geburtsvorgang hatte ich wenig Ahnung. Ich wusste auch nicht, dass es sehr wichtig ist, den Darm möglichst leer zu halten, um für das Baby während der Geburt Platz zu schaffen. Eine Lektion, die ich mir gemerkt habe, vor allem auch deshalb, weil ich nach der Geburt unter starker Verstopfung litt. Die energetische Schwingung eines Fast-Food-Tempels muss ich wohl nicht näher erläutern, jedenfalls war dies bestimmt nicht die richtige Einstimmung auf eine Geburt.

Die Hebamme hatte uns bereits angerufen und gefragt, wann wir endlich kommen. Aufgrund des Fruchtwasserverlustes sollten wir doch bald im Geburtshaus sein. Wir kamen an, ich wurde untersucht, und ansonsten tat sich nicht viel. Immer wieder verspürte ich leichtes Ziehen. Wir wurden spazieren geschickt, einen Hügel hinauf zum nächsten Restaurant mit dem Tipp, doch ein Gläschen Wein zu trinken. Obwohl ich sonst kaum Alkohol trank, tat ich dies, ohne mir irgendwelche Gedanken zu machen. Rückblickend muss ich sagen, dass auch dies für mich nie mehr infrage gekommen wäre. Denn jetzt möchte ich bei einer Geburt immer absolut klar, präsent und mit dem Baby verbunden sein. Alkohol fördert das Gegenteil.

Auch nach dem Restaurantbesuch hatte ich lediglich leichtes Ziehen. Es war mir nicht klar, dass mein Körper bereits auf die Geburt hinarbeitete. Die Hebammen sahen dies wohl auch nicht so, denn sie verabreichten mir ein einleitendes Zäpfchen. Sie sagten, dies würde mich nun gut schlafen und erholen lassen für die Geburt. Ich bin sehr wahrheitsliebend und mag es gar nicht, wenn man mir Lügen auftischt. Im Nachhinein habe ich dies als Vertrauensmissbrauch wahrgenommen.

An Schlafen war demzufolge auch nicht zu denken. Neben den stärker werdenden Wehen hatte ich ein ganz starkes, unkontrolliertes Zittern in den Beinen, ein Phänomen und eine Nebenwirkung, die ich nie bei meinen folgenden Geburten hatte. Morgens um 2.00 Uhr suchten wir die Hebamme auf, die bereits auf uns wartete und die Geburtswanne einfüllte.

Der Raum war wunderschön eingerichtet, und es lief die von mir mitgebrachte Musik. Zu dieser konnte ich mich viel besser entspannen. Ich ging in den Pool, und die Wehen verstärkten sich. Regelmäßig erhielt ich während der gesamten Geburt verschiedene homöopathische Kügelchen. Dazu muss ich hier auch anmerken, dass ich bei allen anderen Geburten weder mit Medikamenten noch mit Homöopathie in den Geburtsprozess eingriff. Bei der ersten Geburt vertraute ich einfach

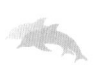 

der Hebamme und nahm einfach bereitwillig alles an, was sie vorschlug. Die Verantwortung und Macht hatte ich bereits mit Eintritt ins Geburtshaus an die Hebammen abgegeben.

Es folgten Stunden im Pool, laufend um den Pool, zwischendurch auch mal kurz schlafend auf dem Bett. Ich hatte eine sehr sympathische, wohlwollende Hebamme, bei der ich mich sehr umsorgt fühlte. Somit vertraute ich einfach auf ihre Ratschläge, wechselte Positionen in- und außerhalb des Wassers und ließ im Laufe der Stunden auch die Musik abstellen, da sie meinte, dies könnte mich stören. Ich war viel zu wenig bei mir und dem Baby, merkte nicht, wie wichtig die Musik gewesen ist, um mich zu entspannen.

Sie gab auch gute Hinweise, zum Beispiel sollte ich mich im Stehen einfach mal hängen lassen, indem ich die Arme um Patricks Hals schlang und ihm mein Gewicht abgab. Eine Stellung, die ich erst später, vor der zweiten Geburt im Hypnobirthing-Kurs, nochmals genauer kennenlernte. Dieses Hängenlassen hatte zur Folge, dass sich meine Beine und die ganze untere Körperhälfte entspannten und unser Baby in kurzer Zeit tief in den Geburtskanal rutschte. Bei den folgenden Geburten nutzte ich dieses Wissen, indem ich mich beim Knien im Pool am Fenster oder Tragetuch festhielt und mich so richtig daran hängte, um den unteren Körperbereich zu entspannen. Die Wirkung ist tatsächlich sehr stark und verringert die Wehenzeit merklich.

Während ich im Pool kniete, untersuchte mich die Hebamme zwischendurch und meinte, das Köpfchen sei etwas weiter innen bereits zu spüren. Sie ermunterte mich, dies selber zu tasten, was ich glücklicherweise tat. Ich fühlte mit dem Finger das zarte Köpfchen und war daraufhin absolut euphorisch. Es konnte nicht mehr lange dauern, dachte ich. So wäre es vermutlich auch gewesen, hätte ich damals besser über die Atmung Bescheid gewusst. Bei meinen anderen Geburten verlief es von diesem Zeitpunkt an so: nur noch ein paar kurze Wehen mit tiefer Atmung und absoluter Entspannung, loslassen, dann waren die Babys geboren. Doch bei der ersten Geburt dauerte es noch einige Zeit.

Gegen halb sechs morgens wurden die Wehen sehr kräftig, und ich versuchte, sie immer wieder wegzuatmen, um diesem Schmerz zu entrinnen. Ich atmete nicht langsam und bewusst, so, wie ich es bei den nächsten Geburten anwandte, sondern kurz, schnell und flach, da ich das Gefühl hatte, den Schmerz dadurch etwas verringern zu können. Welcher Irrtum! Hätte ich tief und langsam geatmet, wäre ich mit den Wehen mitgegangen und hätte ihre Kräfte besser genutzt, wäre die Geburt sicherlich einfacher, schneller und angenehmer zu Ende gegangen. Denn bis zu diesem Zeitpunkt war alles noch erträglich, konnte ich noch gut mit dem Geburtsschmerz und der Anstrengung umgehen. Dies änderte sich jedoch.

Der Morgen war bereits gekommen, das Tageslicht schien ins Zimmer. Die Helligkeit ließ mich wach werden, und ich fühlte mich dadurch nicht mehr so geborgen und gehalten wie im Schein der Kerzen. Im Nachhinein ganz klar, denn bereits Michel Odent, Experte und Pionier der sanften Geburtshilfe, weist in seinen Büchern immer wieder darauf hin, dass der Raum nicht hell, sondern das Licht etwas gedämpft sein sollte. Dadurch wird das Intuitive angeregt und nicht die rational denkende Gehirnhälfte. Eine Kleinigkeit mit großer Wirkung.

Irgendwo zwischen den Wehen waren von draußen Klopf-
geräusche zu hören. Ich nahm sie kaum wahr, doch Patrick
fragte die Hebamme danach. Glücklicherweise sagte sie nichts
darüber, meinte nur, dass sie ihm später sagen werde, was das
war. Diese Bemerkung irritierte mich trotzdem und brachte
mich ins Grübeln. Erst später erfuhr ich, dass unterhalb des
Geburtsraumes im gleichen Gebäude eine Metzgerei war und
die Geräusche vom Zerkleinern der Tierkadaver kamen. Auch
hier im Nachhinein wieder die Frage der vorhandenen Energie
eines solchen Ortes und die darauf zwingend folgende: Wo
möchte ich mein Baby gebären? Bestimmt nicht an einem Ort,
der gleich neben einer Metzgerei liegt, wo Tod und Leid präsent
sind und ihre Schwingungen weiter tragen. Dies war mir nicht
bewusst. Wir hatten übersehen, dass sich im gleichen Haus
eine Metzgerei befand.

Ich war immer noch im Pool, als die Hebamme mir mitteilte, dass ihre Schicht nun zu Ende sei. Da es nicht absehbar
war, wie lange die Geburt noch dauern würde, werde sie mich
an eine andere Hebamme abgeben. Was für eine Tragik in diesem Moment für mich. Schließlich hatte ich all die Stunden
mit ihr verbracht, hatte mich trotz allem irgendwie sicher gefühlt, und nun sollte mich diese Vertrauensperson verlassen. Ich
sagte nicht viel, nickte nur, doch innerlich fühlte ich mich sehr
elend. So kurz vor dem Ziel. Da ich die Verantwortung und
Sicherheit auf sie übertragen hatte, gingen diese zwei Dinge
sozusagen mit ihr weg. Erst da wurde mir bewusst: Ich bin es,
die das Baby zur Welt bringt, niemand sonst. Ich fühlte mich
allein gelassen und irgendwie hilflos. Die Hebamme verab-
schiedete sich kurz und meinte noch, ich solle aus dem Pool,

damit es vorwärts ginge. Die neue Hebamme kam, sie war sehr nett. Doch es war für mich zu spät, um noch eine Verbindung zwischen uns aufzubauen. Wie wichtig sind doch die Wahl der Begleitpersonen und die Betreuung bis zum Schluss, wenn man schon in Begleitung gebären möchte. Wie macht sich doch eine Beleghebamme bezahlt, die einem vertraut ist und durch den ganzen Prozess begleitet, wenn man keine Alleingeburt anstrebt.

Ich schloss die Augen und versuchte, die Wehen wegzuatmen. Die andere Hebamme war gegangen, und der Mut und die Geduld hatten mich irgendwie auch verlassen. Ich hatte genug, war müde und ertrug den Schmerz nur unwillig. Deshalb fragte ich die neue Hebamme, ob sie mir irgendetwas gegen die Schmerzen geben könne. In dem Moment hätte ich alles angenommen. Doch sie verneinte und meinte, es sei dafür zu spät, das Baby komme sicher bald. Die Worte der ersten Hebamme klangen noch in meinem Kopf nach, und deshalb kam ich nun doch aus dem Pool, obwohl ich eigentlich viel lieber im Wasser bleiben wollte. Intuitiv wusste ich, dass ich mich dort besser entspannen konnte. Es war 8.30 Uhr.

Außerhalb des Pools waren die Wehen noch unangenehmer. Die Wärme des Wassers war weg, ich verkrampfte mich immer mehr. Eine halbe Stunde später wurde die zweite Hebamme hinzugerufen. Ich saß auf dem Mayahocker und versuchte, nach Ratschlag der Hebammen mein Baby rauszupressen. Weshalb wusste ich da nichts über den fatalen Irrtum des Pressens?! Pressen verspannt die Muskeln, verursacht noch mehr Schmerz, macht es dem Baby schwer, durchzukommen. Weshalb lehrt man nicht jede Frau Entspannungs- und Atem-

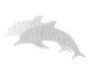 

techniken, wie ich es erst später mit Hypnobirthing geübt und bei den weiteren Geburten erfolgreich angewandt hatte? Szenen wie in einem schlechten Film spielten sich hier im Geburtshaus ab. Ich schrie wie ein Löwe, die Schmerzen waren unglaublich, und ich fühlte mich wie im Sterben, gleich den Tierkadavern ein Stock tiefer. Was für eine Ironie. Wo war der Zauber einer erfüllenden Geburt geblieben? Die Wehen waren eher kurz und mit längeren Abständen, wofür ich sehr dankbar war. Bei den späteren Alleingeburten hatte ich immer sehr kurze Wehen mit langen Pausen und gebar in kürzester Zeit. Das heißt, nicht die Länge oder Abstände der Wehen sind maßgebend, ob sie effizient sind, sondern wie man sie nutzt und beatmet. Doch das wusste ich nicht, und den Hebammen wurde offenbar auch etwas anderes gelehrt. Denn schließlich gaben sie mir Syntocinon in Form von zwei Stößen Nasenspray. Ich bemerkte dies nicht, da ich die Augen geschlossen hatte, doch die folgenden Wehen waren unglaublich schmerzhaft. Erst Jahre später klärte mich meine Schwester auf. Sie ist inzwischen selber Hebamme. Dieses mir damals verabreichte Spray ist die Hammermethode aus dem Arsenal der künstlichen Wehenmittel. Das Mittel Syntocinon wird im Krankenhaus den Frauen in weit schwächerer Dosis, über mehrere Stunden hinweg verteilt, verdünnt in Kochsalzlösung via Infusion verabreicht. Ich erhielt die ganze Wucht unverdünnt auf einmal. Das macht mich im Nachhinein natürlich sehr wütend, da ich nie gefragt wurde, ob ich das möchte. Im Gegenteil, ich hatte im Vorgespräch klar gesagt, dass ich keine Medikamente oder künstlichen Wehenmittel möchte. Die Wehen wurden unglaublich schmerzhaft und gingen über die Grenze des

Ertragbaren hinaus. Patrick musste mir mit aller Kraft seine Hände in den Kreuzbereich stemmen, damit ich dies aushielt. Dafür war ich ihm so dankbar, und ich konnte mir deshalb zu dieser Zeit keine Geburt ohne ihn vorstellen. Nach langen, sehr schmerzvollen zwanzig Minuten folgte das letzte Pressen, und Leonie war geboren. Nicht in meine Hände oder in die von Patrick, sondern in die Hände der Hebamme. Was für ein Unterschied war dies zu den Geburten danach.

Doch kaum hatten sie mir Leonie auf den Bauch gelegt, schüttete mein Körper alle Liebeshormone aus, die er nur produzieren konnte. Ich wurde überflutet von einer Welle aus Liebe und Glück, Stolz und Erleichterung. Ja, ich hatte es geschafft, und dieses kleine Bündel werde ich lieben bis an mein Lebensende und darüber hinaus! Nun begann das Wunder des Lebens so wirklich zu blühen, und ich genoss diesen Strudel der höchsten Gefühle.

Ich wurde mit unserem Baby auf das Bett hinüber begleitet, ich war ganz fasziniert und ergriffen von Leonie, nahm alles rundherum wenig war. So gab ich auch gleich das Einverständnis für die Abnabelung. Damals kannte ich leider die Lotusgeburt noch nicht, worüber ich später noch berichten werde. Für die Hebammen stand dann die Nachgeburt im Vordergrund, weshalb sie auf meinem Bauch herumdrückten und an der Nabelschnur zogen. Für mich war das etwas unangenehm, doch glücklicherweise kam die Plazenta durch die mechanische Einwirkung schnell heraus, und sie waren zufrieden.

Ich wusste nicht, dass dieser Eingriff höchst gefährlich sein kann, dass eine Plazenta ausreichend Zeit braucht, sich vom Körper der Frau zu lösen. Eine Bekannte von mir ist durch

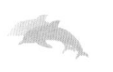 

diese Art der forcierten Nachgeburt bei einer Hausgeburt fast verblutet und musste als Notfall sofort ins Krankenhaus. Dieses Erlebnis war auch für sie ein Grund, die darauf folgenden Kinder ebenfalls ganz alleine ohne jede Begleitung zur Welt zu bringen. Wie bei mir verliefen ihre Alleingeburten einfach, problemlos und sehr schön. Was mich in meiner Theorie bestärkt, dass jede Beeinflussung des natürlichen Geburtsprozesses einer Frau mit all seinen fein abgestimmten Stufen und Abhängigkeiten die Risiken einer Geburt verschärfen oder sogar erst Ursache dafür sind.

Bei vielen Frauen löst sich die Plazenta nicht unmittelbar nach der Geburt. Was eigentlich natürlich ist, gilt im Krankenhaus als Komplikation. Der Mutter wird da kaum Zeit gelassen für die Nachgeburt. Ich denke an meine Alleingeburten. Bei der ersten löste sich die Plazenta etwa eine Stunde nach der Geburt, bei der zweiten Alleingeburt dauerte dies ein paar Stunden, da ich zwischendurch schlief, bei der dritten dauerte es wiederum etwa eine Stunde. Alles kein Problem, da ich auch nur wenig blutete. Im Krankenhaus wäre das undenkbar.

Ein Arzt meinte einmal, es sei doch eigentlich logisch, dass die Plazenta, das erste Organ des Babys, welches es über neun Monate ernährt hat, nun auf den ersten eigenständigen »Lebensimpuls« des Babys wartet, bevor sie sich löst.

Es muss also eine Art von Kommunikation zwischen Babykörper, der Plazenta und dem Körper der Mutter stattfinden. Was für ein genialer Einfall von Mutter Natur! Erst wenn das Baby eine längere Zeit auf der Welt ist, wenn sein Körper alle Funktionen problemlos aufgenommen hat und der Blutaustausch, der noch zwischen Plazenta und Babykörper via Nabelschnur stattfindet, zum Erliegen kommt, erst dann bekommt vermutlich die Plazenta die Information »Alles in Ordnung« und löst sich von selbst.

Wenn dieser Austausch nicht stattfindet und die Nabelschnur gleich durchtrennt wird, fehlt diese Information. Eine so plötzliche Trennung heißt, es ist etwas mit dem Baby passiert, es befindet sich in Gefahr, was jedoch meist nicht der Fall ist. Doch somit hat die Plazenta ihre Aufgabe nicht abschließen können und löst sich womöglich nicht selbst vom Körper der Frau. Dieses Phänomen zeigt sich oft, weshalb für mich die natürliche Variante der Lotusgeburt so einleuchtend ist.

Wenn man die Zusammenhänge versteht, ist klar, dass die Plazenta des Babys sich vom Körper der Mutter sanft lösen soll und nicht mit dem Risiko schwerwiegender Blutungen durch Ziehen an der Nabelschnur und Drücken des Bauches. Die natürliche Loslösung braucht einfach seine Zeit. Stillen hilft dabei auf einfache Weise, da es die Gebärmutter nochmals dazu anregt, Kontraktionen auszulösen. Die Plazenta kann sich dadurch einfacher ablösen.

Wie bei meiner ersten Geburt im Geburtshaus und wie in vielen Krankenhäusern ist es heute leider immer noch üblich, dass Frauen diese Zeit nicht gegeben wird. Das Kind ist geboren, die Zeit drängt, die Schicht ist zu Ende. Im Krankenhaus wartet das Zimmer auf die nächste Schwangere. Die Bedeutung der Nachgeburt für das Neugeborene wie auch für die Mutter geht dabei oft unter. Die Vorteile für das Auspulsieren der Nabelschnur erschließt sich vielen nur in der Theorie, wird aber in der Praxis kaum umgesetzt.

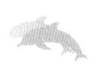 

Patrick:

>»Während der Geburt hinterfragten wir nichts. Dazu kamen wir gar nicht, denn wir waren voll und ganz mit dem Geschehen selbst beschäftigt. Die Verantwortung haben wir insofern abgegeben in der Hoffnung, in guten Händen zu sein. Woher hätten wir auch wissen sollen, dass es anders, schöner und einfacher gehen kann?«

Ich bekam zur Feier der Geburt und zur Anregung des Milchflusses sogleich ein Gläschen Sekt, woran ich zumindest etwas nippte. Auch dies empfinde ich heute als absolut unpassend. Die Produktion von Kolostrum, der ersten Milch, wird automatisch durch das Saugen des Babys angeregt. Wiederum fühlt sich Alkohol heute für mich nicht richtig an, den Moment der Liebe und der Hormonausschüttung energetisch zu verändern. Ich möchte mich ja nicht betäuben, sondern im Gegenteil mit allen Sinnen den Augenblick des Kennenlernens und die wichtige erste Stunde des Bondings genießen.

Natürlich genossen Patrick und ich den Anblick unseres Babys. Wir bestaunten diesen winzigen Körper, wir verliebten uns sofort in unsere kleine Tochter. Leonie saugte das erste Mal an der Brust, und ich staunte ehrfürchtig über dieses Wunder des Lebens. Diese Geburt war eine Metamorphose von Vorfreude, Neugierde, Anstrengung, Geduldsprobe, Hingebung, Hoffnung, Verlust, Alleinsein, tiefem Schmerz bis hin zu absolutem Glück, Stolz und Liebe. Ich erlebte eine Palette an menschlichen Gefühlen in ihrer ganzen Tiefe.

# Selbstbestimmt und natürlich – meine Gedanken für weitere Geburten

Für mich war trotz der schmerzhaften Schlussphase dieser Geburt klar, dass ich wieder gebären möchte. Denn die Krönung der Geburt von Leonie war ja Glück, Stolz und Freude. Doch der Weg dahin sollte fortan ganz anders sein. Ich wollte die nächste Geburt ganz selbstbestimmt erleben, so wie die Natur es für uns Frauen vorgesehen hat, in Einfachheit, Würde, eigener Ermächtigung, verbunden mit wenig Schmerz, dafür in Friede, Entspannung und Freude.

Genau dies konnte ich bei allen folgenden Alleingeburten erleben. Dafür bin ich sehr dankbar. Doch auch für die erste Geburtserfahrung bin ich dankbar, denn so kann ich nachvollziehen, wie sich eine Frau fühlt, die nahe am Abgrund des Schmerzes steht. Diese Erfahrung öffnete mir die Tür zu den Alleingeburten. Ich kenne dadurch nun auch den Weg, der in die andere Richtung geht, hin zu einer freudvollen, leichten Geburt, da ich diesen selber mehrmals gegangen bin. Somit möchte ich auch dir Mut machen, dir Inspiration geben, deinen eigenen Weg zu finden und diesen zu gehen.

Um deine eigene Vision einer Traumgeburt Wirklichkeit werden zu lassen, habe ich hier für dich als Werkzeug folgende Übung:

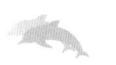 

ÜBUNG

# Kreiere deine Vision der Geburt

Den Ansatz habe ich bei Paracelsus gefunden:

*»Denken heißt, auf der Ebene der Gedanken zu handeln, und wenn der Gedanke intensiv genug ist, kann er in der physischen Welt seine Wirkung entfalten.«*

Wenn wir in uns im Leben ein Ziel gesetzt haben, dann gehen diesem zuerst Gedanken voraus. Mit Zunahme an Intensität und Klarheit entsteht daraus eine Vision.

Für die Geburt deines Kindes trifft dies ebenfalls zu. Zuerst sind es nur verschwommen wahrgenommene Puzzleteilchen, Ideen, Impulse, Fragmente einer unbestimmten Zukunft, die mit dem Hier und Jetzt verwoben sind. Teilweise sind diese noch mit alten Mustern und Erfahrungen beladen und werden erhellt oder getrübt durch Meinungen und Gedanken anderer Menschen.

### Klärung

Bevor du mit der Visionsarbeit beginnst, ist es wichtig, dass du Klarheit in das noch unfertige Bild hineinbringst. Ordne zuerst einmal die vielen Puzzleteilchen. Welche dienen deiner Vorstellung von einer optimaler Geburt und welche nicht? Sei kritisch: Was stammt von dir selber, was sind deine Erfahrungen, Wünsche, Träume? Was hast du irgendwoher von irgendwem übernommen? Suche dir die schönen, passenden Teile raus und lege sie bereit. Gibt es Teile, die deiner Vision nicht dienen? Sind es beispielsweise noch ungelöste Belastungen, frühere Geburtserfahrungen oder flüchtige Erzählungen anderer, die dein Visionsbild verzerren? Danke diesen Teilen für ihr Dasein, nehme sie aus dem Bild heraus und lege sie an einem anderen Ort nieder, wo es sich richtig anfühlt. Lasse dort bildlich die Sonne darauf scheinen, sodass diese Puzzleteile ein inneres Leuchten bekommen, schillernd und schön, und Teil des großen Ganzen werden auf eine Weise, die dir dient, welche dir inneren Frieden und Heilung bringt.

Nimm dir für diese Klärung genügend Zeit. Vielleicht möchtest du auch etwas aufschreiben oder gar mit einem Ritual verabschieden. Wenn du das Gefühl hast, frei und gelöst zu sein, dann beginne mit dem nächsten Schritt.

## Impulse

Nun, da du frei und offen bist, kannst du mit positiven Impulsen beginnen, die Puzzleteile aufzugreifen und zu setzen. Zu Beginn sind dies meistens kurze Gedankengänge, vielleicht ausgelöst durch eine Alltagssituation, ein Buch, ein Gespräch, ein Verweilen in der Natur, Träume oder das Lauschen der inneren Stimme. Alles, was dich inspiriert, was dir Freude bereitet, was dir Flügel wachsen lässt im Hinblick auf die bevorstehende Geburt, dient dem Entstehen einer positiven Vision. Dies können kleine Dinge sein, die in dir Interesse wecken, in Resonanz liegen und Glück hervorrufen. Vielleicht entdeckst du gerade in der Schwangerschaft, wie du dich im Wasser entspannen kannst, und denkst

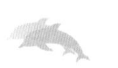 

nun an eine Wassergeburt. Vielleicht wird dir bewusst, dass du dich alleine oder nur mit deinem Mann zusammen am besten gehen lassen kannst, und denkst an eine Alleingeburt. Vielleicht hörst du das erste Mal von der Lotusgeburt und möchtest mehr darüber wissen. Vielleicht fühlst du dich in der Natur so behaglich, dass du am liebsten draußen gebären möchtest. Was auch immer, lasse dich inspirieren und sei kreativ.

Suche auch den inneren Dialog zu deinem Kind. Möglicherweise hast du bestimmte Vorstellungen einer Geburt, dein Kind gibt dir jedoch Botschaften für eine andere Art von Geburt oder Hinweise, wie sie noch passender gestaltet werden könnte. Sei offen und suche den Kontakt mit deinem Kind, spüre, was sich schlussendlich für euch beide am stimmigsten anfühlt. Höre ganz auf dein Bauchgefühl.

**Visualisieren**

Nachdem du nun Klarheit geschaffen hast und inspiriert bist von Ideen und Wünschen, geht es darum, diese in einer Vision entstehen zu lassen. Je öfter, klarer und detaillierter du deine Vision als Bild und auch in Gefühlen in dir aufleben lässt, desto mehr Leben ist in der Vision, desto stärker ist die Kraft, sie als Wirklichkeit in dein Leben zu ziehen. Erlebe deine Vision mit all deinen Sinnen, sehe, höre, rieche, schmecke, fühle die Traumgeburt. Träume sie in die Materie. Fühle das Glück, die Freude, Liebe, Ekstase, die Vollendung – alles, was auch immer du dabei fühlen möchtest.

Benutze bei der folgenden Übung ganz nach Belieben als zusätzliche Einstimmung und als Anker für die Geburt Musik, Düfte, Öle, Kristalle, Bilder, Mantras, Kerzen, Gegenstände etc.

Nimm immer die gleichen Dinge dazu, sie werden zu Helfern, die du dann ebenfalls bei der Geburt verwendest. Somit signalisierst du deinem Unterbewusstsein und Körper während der Geburt: Jetzt ist die Zeit gekommen für die Verwirklichung meiner Vision!

## Visualisieren der Traumgeburt

- Lege oder setze dich an einem angenehmen Ort hin. Benutze ganz nach Belieben Hilfsmittel, die dich auch bei der Geburt an deine Vision erinnern werden und dir über das Unterbewusstsein dabei helfen, sie entstehen zu lassen.

- Atme dreimal langsam und tief in deinen Bauchraum ein und wieder aus. Alle Belastungen und Probleme des Alltags fließen hinunter durch die Füße zur Mutter Erde. Sie nimmt sie auf, transformiert sie in positive Energie und schickt sie bei Bedarf zurück. Danke ihr dafür.

  Spüre die Verbindung zur Erde über die Füße und die Verbindung zum Kosmos über den Scheitel. Spüre die Verbindung über dein Herz zu deinem Kind. Nun bist du geerdet, verbunden und frei für die Vision der Traumgeburt für dich und dein Baby.

- Stelle dir nun vor, wie die Wellen der Geburt durch deinen Körper fließen. Sie sind angenehm, und du fühlst dich wohl und vollkommen gelöst in deinem Körper. Wo möchtest du sein? Wie sieht es da aus? Wie fühlt es sich an? Wer ist anwesend? Erträume dir den idealen Ort und die optimale

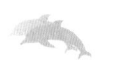 

Situation für die Geburt. Stelle dir dies ganz genau vor und fühle es. Benutze die verschiedenen Sinne.

- Halte die Verbindung mit deinem Kind aufrecht, rede mit ihm. Lausche dem, was es zu sagen hat. Sende ihm dann positive Gedanken und Gefühle, während du immer noch die Vision aufrecht hältst.

- Atme noch einmal ganz bewusst langsam und tief in deinen Bauchraum und stelle dir dabei vor, dass nun der Moment kommt, wo dein Baby geboren wird. Wie fühlt es sich an, was geschieht? Male dir dieses Bild aus in den fröhlichsten Farben der Welt. Ein Fest der Liebe! Ein Höhepunkt an schöpferischer Kraft! Fühle die Welt vibrieren angesichts dieses triumphalen und heiligen Moments! Fühle dieses übersprudelnde Leben und das Glück in dir. Nimm dein Kind in Empfang und begrüße es mit all deiner Liebe, Freude und Dankbarkeit.

- Nun ist das Baby da, ihr habt gemeinsam die Geburt vollbracht. Wie fühlst du dich? Was möchtest du ihm sagen? Wer ist anwesend? Stelle dir dies vor.

- Dein Baby nuckelt und trinkt das erste Mal an deiner Brust. Spürst du die Nähe und Liebe zu deinem Kind? Wie fühlt es sich an? Stelle dir dies ebenfalls vor.

- Es liegt nun friedlich schlafend neben dir und genießt die Geborgenheit und Nähe. Was fühlst du? Stelle dir dieses Bild in deiner Vision vor.

- Es gibt Raum und Platz für noch ganz viel mehr, kreiere Situationen oder Dinge, die dir wichtig sind, die deine ganz persönliche Vision ausfüllen. Erstelle dein eigenes Puzzle so, wie es sich richtig anfühlt.

- Nun öffnest du die Augen und nimmst diese Bilder und Gefühle mit in den Alltag. Du verbindest so die Vision immer mehr mit deinem alltäglichen Leben, du hauchst ihr sozusagen Leben ein und lässt sie mehr und mehr Wirklichkeit werden. Sei gesegnet auf deinem Weg.

Sei klar in deiner Vision und lasse doch die Offenheit zu, dass sich diese Version noch optimaler verändern darf. Alles soll sich im Fluss des Lebens entwickeln dürfen. So wirst du auch während der Geburt deine Vision als Orchester benutzen, welche die Melodie vorgibt und doch vielleicht das eine oder andere Instrument anders spielen lässt, so wie es zum Zeitpunkt der Geburt für dich harmonisch klingt.

Behalte deine Vision für dich oder teile sie nur mit Menschen, die sie unterstützen, damit sie durch nichts getrübt wird, sondern ihre Kraft und Klarheit behält. Forme deine Vision, lasse sie immer intensiver strahlen wie eine Sonne, die dein Herz berührt.

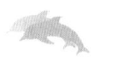 

## Spätwochenbett mit Irrwegen

Die ersten Tage mit Leonie im Geburtshaus erlebten wir als sehr beglückend und entspannt. Der Frühling hielt gerade Einzug, wir genossen die ersten Sonnentage und diese besondere Zeit als frischgebackene Familie. Wir wurden rundum bestens versorgt, fein bekocht, und das Familienzimmer war gemütlich und kuschelig. Leonie schlief von Anfang an bei uns im Bett, geborgen und sicher. Dies fühlte sich ganz natürlich und richtig an, und uns wäre gar nicht in den Sinn gekommen, dieses kostbare Wesen nachts irgendwo anders hinzubringen. So viel Vertrauen in die eigene Intuition hatten wir bereits durch das Wunder der Geburt erlangt. Ich stillte Leonie, wann immer sie wollte, obwohl uns eine ältere Hebamme tatsächlich noch zum Stillen nach Zeitplan riet. Eine andere hingegen ermunterte uns weiter zum Stillen nach Bedarf, was ich genau so umsetzte. Wir benutzten zu diesem Zeitpunkt auch schon das Tragetuch, und Patrick trug unsere kleine Tochter stolz umher. Wie wichtig das Tragen des Kindes sein würde, entdeckten wir jedoch erst später. So verlief die erste Woche ganz ruhig und friedlich, Leonie schlief viel wie die meisten Neugeborenen.

Dies änderte sich jedoch in den folgenden Wochen zu Hause drastisch. Leonie war sehr oft unruhig, schrie längere Phasen tagsüber und auch nachts.

# Ein Hilferuf von Nadine –
## Patrick erzählt

Ich hatte nach der Geburt drei Wochen freigenommen, um die Zeit mit Leonie und Nadine zu verbringen. Ich wollte sie so gut wie möglich unterstützen, umsorgen und die Zeit mit unserem Baby genießen. Danach nahm ich meine berufliche Tätigkeit wieder auf und war erneut viel unterwegs, manchmal bis zu drei Wochen hintereinander. Deshalb bekam ich nicht wirklich mit, wie es Nadine und Leonie erging.

Als ich wieder einmal nach einer längeren Reise mit den Koffern durch die Tür kam, wurde ich von Leonie nicht wie erwartet freudig begrüßt. Als sie mich sah, verkroch sie sich bei Nadine und fremdelte. Das war der erste große Schock für mich. Ich war verunsichert und fing an, die Situation zu überdenken. Konnte es wirklich wahr sein, dass mein Kind mich nicht als Vater erkennt, dass sich das Bonding zwischen uns nicht stark genug entwickelt hat? Die Erklärung war naheliegend, ich war schlicht zu oft und zu lange weg von zu Hause, von Mutter und Kind. Die weitere schmerzliche, noch schlimmere Erkenntnis war: Ich hatte wichtige erste Entwicklungsschritte meiner Tochter einfach verpasst! Momente, die nie wieder kommen. Ab diesem Zeitpunkt begann ich mein Leben zu hinterfragen. Ich musste und wollte etwas ändern, nicht mehr so oft beruflich unterwegs sein und dafür mehr Zeit mit meiner Familie verbringen. Ich setzte dies nach und nach um, wechselte in eine leitende Position, in der ich nicht mehr

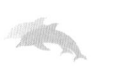

selber so oft unterwegs war. Reisen standen nach wie vor an, dies ist auch heute noch so, doch nie mehr für so lange Zeit an einem Stück. Die Situation hat sich dadurch stark verbessert.

Ein anderer Punkt war die Verfassung von Nadine. Durch die vielen Schreiphasen von Leonie kam auch sie an ihre Grenzen. Sie war durch den Schlafmangel körperlich völlig erschöpft, aber vielmehr noch nervlich durch die emotionale Belastung des Schreiens. Sie konnte es kaum ertragen, Leonie so oft weinend zu erleben ohne wirkliche erfolgreiche Beruhigung. Das Einzige, was einigermaßen half, war Stillen. So war Leonie fast permanent an der Brust und nahm gegenüber den folgenden Kindern beträchtlich mehr zu. Das Zuviel an Milch spuckte sie regelmäßig aus. Sie galt als klassisches »Spuck- und Schreikind«. Ich habe das alles zunächst gar nicht so wirklich mitbekommen, ich war zu oft unterwegs. Doch eines Nachts, als ich gerade im Ausland war, erhielt ich eine kurze SMS, ein Hilfeschrei: »Ich kann nicht mehr!« Nadine stand sprichwörtlich am Rande eines Zusammenbruchs und wusste nicht mehr, wie es weitergeht.

## Die Wende und große Erleichterung

Das sind die üblichen Drei-Monats-Koliken, so hatte man mir jeweils gesagt. Ich stillte Leonie fast permanent, damit sie überhaupt zufrieden war. Ich probierte alles aus, was man mir im Falle eines Schreikindes vorschlug. Ich kaufte Tropfen für

Babys zur besseren Verdauung, die bei Leonie keine Wirkung zeigten. Man sprach von Blähungen, und ich versuchte, diese vergeblich mit Wärmflaschen, Massage und Babybäuchlein-Ölen zu lindern. Ich hielt sie in speziellen Positionen, zum Beispiel in der bekannten Fliegerhaltung. Einfach alles versuchte ich, damit sie nicht länger schrie, einschließlich entspannender Musik, Singen, Tanzen, Wiegen, Streicheln, gut Zureden bis hin zu Reiki und Craniosakral–Therapie. Doch all das brachte keinen Erfolg. Ich war nervlich sehr angeschlagen. Eines Tages kam es so weit, dass ich mit knapp vierzig Grad Fieber im Bett lag. Leonie lag ebenfalls krank daneben und schrie. Patrick war beruflich unterwegs. Ich war körperlich und mental am Ende, fieberte vor mich hin, war zu schwach, um aufzustehen. Ich wusste, so konnte ich nicht weiterleben. Mein Handy lag auf der Bettkante, und ich tippte kurz die Worte ein: »Ich kann nicht mehr.« Ich legte mich zurück und betete. Etwas, was ich äußerst selten in dieser Form tue. In dem Moment gab ich alles Kämpfen auf, ich ließ vollkommen los und übergab alles Weitere der Urquelle, dem Brennpunkt der Liebe. Ich bat um Kraft und Schutz und darum, dass ich eine Lösung finde für unser Baby. Ich bat darum, diese Nacht und das Fieber zu überstehen. Es geschieht selten im Leben, dass ich an einem Punkt stehe, wo ich nicht mehr weiterkann, wo ich einfach ohne Hilfe verloren bin. In solch einer Situation hilft mir wirklich nur eines. Das Loslassen und vollkommene Übergeben der ganzen Situation an eine höhere Macht, die bereit ist zu wirken, wenn wir danach bitten.

Mein Gebet blieb nicht unbeantwortet. Am nächsten Morgen ging das Fieber zurück, ich hatte wieder etwas Kraft, sodass ich aufstehen und zur Toilette gehen konnte. Patrick war aufgrund meiner Nachricht außer sich vor Sorge und wollte so schnell als möglich nach Hause kommen. Ich überstand irgendwie die folgenden Tage, bis er wieder da war.

Es war nicht nur das Fieber, das nachließ, es zeigte sich auch noch ein anderes Licht im Dunkeln. Als ich in den nächsten Tagen nachts im Internet nach weiteren Lösungen suchte, stieß ich auf »Windelfrei«. Ich bestellte mir sogleich ein Buch und las es in einem Zug durch. Endlich hatte ich eine Erklärung gefunden für das Schreien unseres Babys. Es hatte tatsächlich mit der Verdauung zu tun, doch nicht mit Blähungen, sondern schlicht und einfach mit dem Bedürfnis von Leonie, abgehalten zu werden. Wie simpel! Leonie schrie, weil sie mal musste und ihr dies Unbehagen bereitete. Ich überlegte nicht lange, sondern nahm einfach die Windel weg und hielt sie über das Lavabo oder Töpfchen, wenn sie unruhig wurde oder weinte. Das war's! Sie machte ihr Pipi oder Kaka und war anschließend die Zufriedenheit in Person. Hätte ich dies doch nur vor der Geburt schon gewusst! Wir waren beide überwältigt von dem Erfolg. Ich kombinierte das Abhalten mit dem Tragen. Fortan saß ich nicht mehr lange passiv mit Leonie im Arm im Haus, sondern trug sie den ganzen Tag umher und erledigte den Haushalt oder ging draußen spazieren. Durch Windelfrei und das Tragen wurden nun endlich zwei wichtige Grundbedürfnisse eines Babys erfüllt. Was für ein Segen und eine Erleichterung. Endlich hielten wir damit den Schlüssel für ein zufriedenes Baby in den Händen!

## Statt Schreikind –
## Leonie windelfrei im Tragetuch

Wem ist dies nicht schon oft begegnet, ein kleines Baby, das aus Leibeskräften schreit und sich scheinbar durch nichts beruhigen lässt. Dieses Schreien ist mir wohlbekannt, da ich mit unserem ersten Kind auch in der gleichen Situation war, bevor ich durch ein Buch auf Windelfrei gestoßen bin. Das Wissen, dass Babys nicht nur weinen, wenn sie Hunger haben, sondern auch, wenn sie mal müssen, hatte ich damals noch nicht. Genauso wie wir Erwachsene nehmen Babys ihr Ausscheidungsbedürfnis wahr, verspüren den Druck und teilen sich dementsprechend häufig mit. Reagieren wir als Eltern nicht auf erste Zeichen wie Unruhe des Kindes, wildes Strampeln, Wedeln mit Armen, Durchstrecken des Körpers oder An-und Abdocken beim Stillen, dann versucht das Baby, sich kräftiger Ausdruck zu verleihen, mit Weinen oder schließlich mit lautem Schreien. Ablenkungsmanöver mit Schaukeln, Schnuller oder Flasche sind dann meist nur vorübergehende Hilfsmittel, oder das Baby wird zum Dauernuckler und entwickelt ein falsches Muster, nämlich Nahrung als Ersatz für ein anderes Grundbedürfnis zu sich zu nehmen.

Bei mir war es so, dass ich glücklicherweise nach schwierigen zweieinhalb Monaten Schreien bei Leonie zu Windelfrei und permanentem Tragen kam. Dadurch, dass ich ab da auch auf ihre Ausscheidungsbedürfnisse einging, war

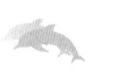 

sie wie ausgewechselt, vom Schreikind zu einem zufriedenen Baby. Was hätte ich mir doch ersparen können, wenn ich schon vor der ersten Geburt mich damit auseinandergesetzt hätte. Windelfrei, oder auch natürliche Säuglingspflege genannt, ist in anderen Ländern, gerade im asiatischen Raum, eine ganz natürliche Gegebenheit, die nun auch hier in Europa vermehrt wiederentdeckt wird. Eigentlich ist es durchaus logisch und nachvollziehbar. Es muss einem hier nur erst einmal jemand über diesen Umstand aufklären, da wir immer noch maßgeblich geprägt sind von veralteten Vorstellungen, Bequemlichkeit und der Industrie, die uns die Notwendigkeit von Windeln suggeriert.

Bei allen weiteren Kindern war Windelfrei ganz selbstverständlich. Wir wandten dies gleich nach der Geburt an, was am einfachsten ist, da sich Babys ab Geburt noch vollkommen bewusst sind, wann sie ausscheiden müssen, und nicht bereits an Windeln, das Reinmachen in die eigene Kleidung, gewöhnt wurden. Es ist schwieriger, Babys oder Kleinkinder später, meist über die Verstandesebene, wieder umzustellen. Dies erklärt auch, weshalb es dann Probleme gibt oder Kinder gar nicht mehr ohne Windeln Kaka machen wollen. Verständlich, nachdem sie über Monate oder Jahre tagtäglich dazu erzogen worden sind, Windeln/ Kleidung als Klo zu benutzen.

Es sind nicht alle Babys gleich, einige kommen mit diesem Umstand ganz gut zurecht, andere weniger. Ich kann nur sagen, dass es für mich mit vier Kindern und nun mit zehn Jahren Erfahrung in natürlicher Säuglingspflege die praktischste, einfachste, ökologischste und angenehmste Variante ist, was die Sauberkeit betrifft. Auch hier bestätigt sich wieder: einfach einen Schritt zurückgehen, ein Schritt zurück zur Natur, denn diese hat uns perfekt konzipiert mit allem, was wir benötigen oder eben nicht benötigen.

Es lohnt sich wirklich, gerade wenn ein Baby oft schreit, zu prüfen, ob mit Windelfrei nicht eine positive Veränderung eintritt. Kombiniert mit dem Tragen des Kindes, wenn möglich Stillen und dem Familienbett sind die Grundbedürfnisse eines Babys nach Nähe, Liebe, Achtsamkeit und Respekt im Hinblick auf das Reagieren auf sein aktuelles Befinden abgedeckt. Ausführliche Informationen zu all diesen Themen findest du in meinem Buch *Natürliche Wege zum Babyglück*.

GUT ZU WISSEN

## Abhalten

Windelfrei integriert sich gut in deinen Alltag. Es ist aus meiner Sicht nicht aufwendiger als mit Windeln. Anstatt den Babypopo mühsam zu reinigen, hältst du dein Baby einfach über das Lavabo oder Töpfchen. Dazu eine Gegenfrage: Wie viel Zeit hast du früher sinnlos vor dem Fern-

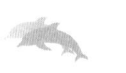 

seher verbracht? Wie ich übrigens auch. Jede Minute, die du deinem Kind widmest, ist bestens angelegt und bietet die Möglichkeit, mit ihm zu kommunizieren. Mit der Zeit entwickeln »Windelfrei«-Mütter, Väter, Großmütter übrigens fast telepathische Fähigkeiten … sie spüren einfach, wenn das Baby mal muss. Es wird dir ebenso ergehen.

### Einige Zeichen des Babys für »Ich muss mal«:

Die Zeichen deines Kindes erkennen – das lernst du sehr schnell. Und wenn etwas danebengeht, ist es auch kein Drama, dafür gibt es Lappen und Waschmaschine.

- Unruhe und Quengeln bis hin zum Weinen und Schreien, wenn man erst spät reagiert
- den Körper durchstrecken wie eine Banane
- Wedeln und Fuchteln mit Armen und Beinen
- Zunge rausschieben (das Gegenteil von Saugen, also Nahrungsaufnahme)
- weg von der Brust drehen, ständiges An- und Abdocken beim Stillen

Die wichtigste Sitzung ist die Morgensitzung. In Ruhe. Ohne Hektik: Dann kommt meist großes Kaka! Eltern, die diese wichtige große Ausscheidung am Morgen verpassen, werden bald feststellen: Das Kind ist quengeliger, unausgeglichener, bis es dann später sein großes Geschäft über die Bühne gebracht hat.

## Trigger setzen

Signalwörter mit Wiedererkennungswert finden und beim Abhalten stets wiederholen:
»Pipi, Kaka, Gaga« – usw. sind geläufige Wörter.

Zischlaute verwenden:
Schchchchshsshch ... oder bsbsbsbsbsbsb ...

Oder eine bestimmte Handbewegung machen: Immer dasselbe Zeichen geben, eines, welches das Baby nachmachen kann, bevor es überhaupt zu sprechen beginnt. (zum Beispiel Armbewegung gezielt rauf und runter)

## Hilfsmittel

**Molltonunterlagen** für das Bett oder als Pannenhilfe im Haus und unterwegs. Sie sind saugstark und können einfach gewaschen werden.

**Asiatöpfchen**, am besten gleich mehrere, denn diese sind wirklich absolut praktisch. Es sind kleine, auf den Babykörper angepasste Töpfchen für das Abhalten unterwegs und vor allem auch nachts im Bett. Natürlich kann man auch andere Arten von Schüsseln und Gefäßen verwenden. Daneben benützt man einfach Toilette, Lavabo oder Badewanne, und draußen in der Natur findet man auch genügend Plätzchen zum Abhalten.

**Zweiteiler** (T-Shirt/Pullover/Jacke zusammen mit Hosen/Rock) Bodys und Strampler sind ungeeignet, weil das Baby nicht schnell genug abgehalten werden kann, deshalb un-

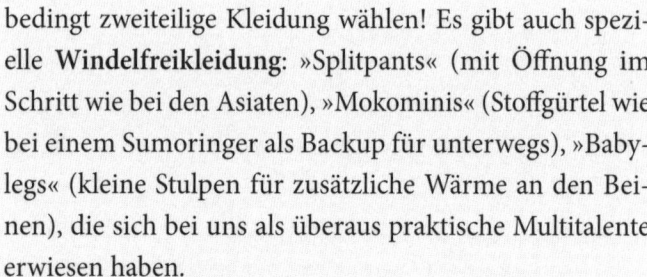

bedingt zweiteilige Kleidung wählen! Es gibt auch spezielle **Windelfreikleidung**: »Splitpants« (mit Öffnung im Schritt wie bei den Asiaten), »Mokominis« (Stoffgürtel wie bei einem Sumoringer als Backup für unterwegs), »Babylegs« (kleine Stulpen für zusätzliche Wärme an den Beinen), die sich bei uns als überaus praktische Multitalente erwiesen haben.

## Wie soll ich das Kind abhalten?

Je nachdem, wo du bist und was du verwendest, gibt es unterschiedliche Positionen. Am einfachsten geht es im Stehen oder in der Hocke: Das Baby lehnt sich mit den Rücken an deine Brust. Mit deinen Armen hältst du das Baby und die Beinchen – und los geht's.

**Auf dem Asiatöpfchen**
Genial klein. Handlich. Passgerecht für Babys Po. Unauffällig, kann überall mitgenommen werden. Einfach zwischen deine Beine klemmen, Baby darüberhalten oder, wenn es größer ist, daraufsetzen. Hier braucht das Kind zunächst noch deine Stütze, bis es später selbst sitzen kann. Es ist auch überaus praktisch, wenn du das Baby gleichzeitig stillen und abhalten möchtest. Einfach das Töpfchen unter Babys Po halten, während es in deinem Arm liegt und gestillt wird. In der Öffentlichkeit: Wenn die Situation gerade unpassend ist, kannst du eine Decke über Beinchen und Töpfchen legen. Das sieht keiner, und wärmen tut es auch.

**Auf dem Klo, Lavabo, Badewanne**

Du kannst dein Baby einfach über Lavabo, Badewanne oder Kloschüssel abhalten. Gerade das Lavabo hat eine gute rückenschonende Höhe, was bei längeren Sitzungen wichtig ist. Ist das Baby größer, kannst du es auch mit Sitzverkleinerer auf das Klo setzen, oder du setzt dich einfach mit darauf, das Kind vor dir, mit seinem Rücken zu dir – nicht anzuraten auf unsauberen, öffentlichen Toiletten.

## Unterhaltungsprogramm bei längeren Sitzungen

Kaka braucht länger als Pipi. Ich habe meinen größeren Babys oft etwas zum Spielen gegeben oder mit ihnen Faxen gemacht vor dem Badezimmerspiegel. Auch Lachen kann sehr entspannend sein. Es kann aber auch gerade andersrum sein, manchmal brauchen Babys eher Ruhe und Privatsphäre. Schau in diesem Fall am besten desinteressiert in eine völlig andere Richtung ohne Kontrollblick nach unten.

## Geduld und Streik

Oft braucht das Abhalten seine Zeit. Das kann mehrere Minuten dauern. Du musst es wirklich einfach selber ausprobieren und rausfinden, wie oft, wie lange dein Baby abgehalten werden möchte. Wenn es streikt, dann lass es lieber bleiben. Windelfrei soll eine Erleichterung sein und keinen Stress machen. Lieber mal mehr Pfützen aufwischen oder auf Windeln zurückgreifen, als etwas er-

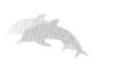

zwingen wollen. Wie gesagt, es geht nicht darum, ein Baby möglichst schnell sauber zu bekommen, sondern darum, seinem Bedürfnis gerecht zu werden. Die Zufriedenheit des Kindes steht im Fokus!

**Trick**

Wenn nichts kommt – einfach mal den Wasserhahn aufdrehen und staunen, was geschieht, manchmal wirkt dies wahre Wunder.

## Nachts

Im Tiefschlaf machen Babys kein Pipi! – jedoch im halbwachen Zustand beim Einschlafen und Aufwachen. Deshalb immer, wenn möglich, vor dem Schlafen nochmals abhalten. Auch nachts, wenn dein Baby unruhig wird und du es hochnimmst zum Stillen, immer erst oder zeitgleich übers Töpfchen halten. Deshalb ist das Familienbett oder Mama-Kind-Bett eben auch so praktisch. Das Baby liegt gleich neben dir, du brauchst nicht mal aufzustehen.

## Windelfrei – der Durchbruch

Windelfrei zeigte bei uns seine bahnbrechende Wirkung, als hätte sich bei Leonie ein Schalter umgelegt. Vom vermeintlichen Schreikind zum zufriedenen Baby. Sie weinte nur noch selten und kurz, kein Vergleich zu den herzzerreißenden Schreiphasen zuvor. Wenn ich heute Fotos von Leonie betrachte, sehe ich den Unterschied auch ganz markant in ihrem

Blick. Zuvor gab es teils Fotos, da wirkte sie aufgedunsen, sehr traurig und teilnahmslos. Auf den Fotos nach dieser Zeit ist ein fröhliches, strahlendes Baby zu sehen mit sehr wachen Augen, eine klare Veränderung ihres Ausdrucks. Es wurde nie wieder wie in den ersten beiden Monaten. Dieses Tief an Schlafmangel und die Zeit der Schreistunden waren definitiv vorüber. Der Zauber entstand ganz einfach durch Weglassen der Windel. Manchmal liegt die Lösung so nahe und ist dermaßen einfach, dass man selber nicht darauf kommt. Es braucht eine Bitte von innen, ein aus tiefstem Herzen kommender Wunsch und einen Anstoß von außen, ein Buch, eine Begegnung, ein Mensch, eine Idee, die uns weiterhelfen kann.

Die natürliche Säuglingspflege hat nebst dieser erstaunlichen Wandlung von Leonie noch eine Reihe überaus praktischer Nebeneffekte mit sich gebracht. Windelfrei ist kostensparend und umweltschonender als die großen Windelpakete, die wir zuvor nach Hause geschleppt hatten und eine Menge Abfall verursachten. Babys leiden nicht an Windelausschlag, was, wie der Name schon sagt, mit den Windeln zusammenhängt. Zudem fördert es in hohem Maße die Motorik der Kinder, weil sie um den Hüftbereich keine dicke, störende Windel tragen. Dadurch sind sie nicht in ihrer Bewegungsfreiheit eingeschränkt, sondern bewegen sich aktiv und vollkommen frei, sei es beim Drehen vom Rücken auf den Bauch, beim Sitzen, Krabbeln oder Laufenlernen.

Natürlich ging öfters mal etwas daneben. Dies nahmen wir liebend gerne in Kauf, weil Leonie nun einfach zufrieden war. Egal, was man denken mag über Windelfrei – für uns war es

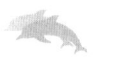 

die Erlösung, ein richtiger Lichtblick, raus aus schweren Erfahrungen, die wir nun einfach hinter uns ließen.

Nach so vielen Jahren mit Babys ab Geburt ohne Windel können wir nur raten: Lasst die Windeln vom ersten Tag an einfach weg. Habt Mut, probiert es selber aus. Wenn ihr keine Probleme habt mit Windeln und trotzdem ein zufriedenes Baby, dann ist dies auch in Ordnung. Die Zufriedenheit des Kindes steht im Vordergrund. Bei uns war Windelfrei der Durchbruch zu einem harmonischen Familiengefüge.

## Aktiv beim Tragen – statt passiv im Kinderwagen

Ein weiterer wichtiger Faktor neben Windelfrei, Stillen und dem Familienbett war das Tragen. Wir hatten einen teuren Kinderwagen gekauft und diesen fortan gar nie mehr benutzt. Ich trug Leonie tagsüber, wenn sie nicht gerade schlief, einfach meistens im Arm, später in geeigneten Tragehilfen umher. Sie war dadurch vollkommen in meinen Alltag integriert, hatte die Nähe und den Körperkontakt zu mir und erhielt gleichzeitig die wichtige Stimulation über den Gleichgewichtssinn, der ihre körperliche und geistige Entwicklung förderte. In vielen wenig industrialisierten Ländern tragen die Mütter ihre Babys am Körper, während sie mit den alltäglichen Arbeiten beschäftigt sind. Das Baby ist dabei nicht im Fokus, doch immer dabei. Es erlebt den Alltag hautnah mit. Glücklicherweise sieht man auch hier in unseren Breitengraden immer mehr Mütter und auch Väter, die ihr Baby tragen und um den positiven Einfluss auf die Entwicklung des Babys wissen. Tragen liegt im Trend!

GUT ZU WISSEN

# Tragen

In allen alten Kulturen wurden und werden Babys am Körper der Mutter getragen – häufig mit einem Tuch, in den unterschiedlichsten Varianten. Zum einen ist dies die einfachste Methode, ein Kind in die Arbeiten des Alltags zu integrieren, zum anderen ist der intensive Körperkontakt ein Grundbedürfnis des Babys. Die Reize, die das Ohr des Kindes mit der Stimulierung des Gleichgewichtssinnes über die ständige Bewegung erhält, liefert dem Gehirn die nötigen Impulse für die Sprachentwicklung wie auch für die Entwicklung der Fein- und Grobmotorik des Babys. Genau dasselbe erlebte es bereits innerhalb des Mutterleibes. Das Gehirn wird für seine weitere Entwicklung durch die Impulse mit Energie aufgeladen und ist verantwortlich für das Verschalten der Synapsen. Einfach gesagt, fördert das Tragen somit die Entwicklung eines intelligenten, geistig wachen, körperlich agilen und ausgeglichenen Kindes.

Ein allein gelassenes Baby erleidet Verlustängste, denn es verfügt noch nicht über die Fähigkeit der Objektpermanenz. Es kann sich noch nicht vorstellen, dass die Bezugsperson wiederkommt, wenn sie sich von ihm entfernt.

**Wie trage ich mein Kind?**
Es werden unzählige Varianten an Tragehilfen und verschiedene Tragepositionen angeboten. Grundsätzlich ist es wichtig, dass die Anforderungen an eine gute Tragehilfe

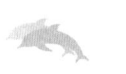 

erfüllt werden. Dies beinhaltet zum Beispiel, dass das Baby in der »Spreiz-Anhock-Haltung« getragen wird. Die Beine dürfen nicht gerade herunterhängen, sondern sind in einem etwa 45°-Winkel angehockt. Egal, ob wir das Baby frontal oder auf dem Rücken tragen, das Baby sollte dem Körper der tragenden Person zugewandt sein, damit es nicht überflutet wird mit äußeren Reizen, sondern sich zurückziehen kann in seine Kuschelhöhle, ähnlich wie im Mutterleib.

Ich benutzte in den ersten Lebensmonaten am liebsten das elastische Tragetuch. Man kann es bequem vorab binden und braucht das Baby nur reinzusetzen, ohne mühsam Falten nachzuziehen wie bei gewebten Tragetüchern. Das zeitraubende Ein- und Auswickeln des Kindes entfällt, was gerade bei Windelfrei ein großer Vorteil ist, wenn es schnell gehen soll und das Baby abgehalten werden will.

Ich kaufte mir zwei Tücher von MobiWrap, so hatte ich immer ein sauberes Tuch griffbereit. Die klassischen, gewebten Tragetücher habe ich ebenfalls gekauft, jedoch kaum benutzt.

Mit dem Wachsen des Babys kannst du auch gut auf geeignete Tragehilfen umsteigen wie Mei Tai, Ergo, Manduca, Slings und Co. Achte bei der Auswahl auf die korrekte Trageposition und die Bequemlichkeit beim Tragen. Du kannst auch Testpakete mit unterschiedlichen Tragehilfen und Tüchern bequem online nach Hause bestellen und gleich testen, was sich für dich am besten eignet.

Wir hätten uns den teuren Kinderwagen sparen können. Wenn wir heute mit allen Kindern und viel Gepäck länger unterwegs sind, nehmen wir lieber unseren faltbaren Bollerwagen mit. Er bietet viel Platz und transportiert auch mehrere müde oder schlafende Kinder, hat ein Sonnendach und ist in kurzer Zeit klein verstaut im Auto.

## Nähe und Geborgenheit –
## Grundbedürfnisse eines Babys

Es ist eigentlich traurig, dass wir in den Industrieländern so viel Geld ausgeben, um unser Baby mit allem Möglichen auszustatten, und dabei seine wirklichen Bedürfnisse aus den Augen verloren haben. Wir kaufen ein Babybettchen und stellen dies auch noch in ein anderes Zimmer, anstatt die Nähe und Geborgenheit im Familien- oder Mama-Kind-Bett zu genießen. Nähe, welche für alle Babys essenziell wichtig ist. Babys brauchen uns nicht nur am Tag, sondern auch nachts! Wir hatten zu Beginn ein Familienbett, Leonie schlief neben uns. Mit der Zeit änderte sich dies zum Mama-Kind-Bett. Ich schlief bei ihr und Patrick separat, da er einen anderen Schlafrhythmus hatte und sehr früh aufstehen musste. Mittlerweile habe ich immer das jüngste Kind bei mir im Bett, im gleichen Zimmer teilweise noch ein oder gar zwei ältere. Anael schläft mittlerweile am liebsten bei Papa, und Leonie benötigt mit ihren zehn Jahren nun sehr viel Freiraum und genießt ihr eigenes Zimmer. So sind die Bedürfnisse ganz unterschiedlich. Es ist nicht nötig, irgendetwas zu erzwingen, die Kinder lösen sich von selber ab, wenn sie so weit

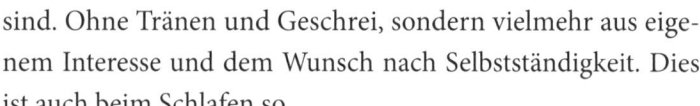 

sind. Ohne Tränen und Geschrei, sondern vielmehr aus eigenem Interesse und dem Wunsch nach Selbstständigkeit. Dies ist auch beim Schlafen so.

Der Fokus in unserer Kultur liegt auf vorzeitiger Abgrenzung und Trennung. Dies beginnt mit dem Durchtrennen der Nabelschnur und der häufig damit einhergehenden Trennung von Mutter und Kind in der wichtigen Phase des Bondings. Viele Babys müssen getrennt von der Mutter schlafen, werden statt getragen im Kinderwagen umhergeschoben oder hingelegt. Weshalb werden oft schreiende Kinder nicht als Erstes aus Kinderwagen oder Babyschale genommen? Anstatt Babys zu tragen und körperliche Geborgenheit zu vermitteln, die das Kind in den ersten Monaten seines Lebens so dringend braucht, schaffen wir Distanz. Es geht aber auch anders. Dies zeigen Menschen und Familien beispielsweise in Asien, Afrika oder Südamerika. Wenn man das enge, gemeinschaftliche Zusammenleben zwischen Eltern und Kindern in diesen Ländern mit uns Europäern vergleicht, haben wir mit unserem Wohlstand und der Industrialisierung die größte Distanz zu unserem Nachwuchs aufgebaut. Doch auch unser Einfluss hinterlässt leider in diesen Ländern seine Spuren. Wo bei uns ein Umdenken beginnt und ein Zurückfinden zur natürlichen Lebensweise, wird dort nun teilweise ein Kinderwagen oder das Tragen von Windeln als Statussymbol gesehen. Wer Geld hat, kann sich so etwas leisten. Das einfache Tragetuch oder Windelfrei gelten dann als Zeichen der Armut. Wir können nur gegensteuern, indem wir das Ruder wenden und selber zu unseren Wurzeln zurückfinden.

# TEIL II

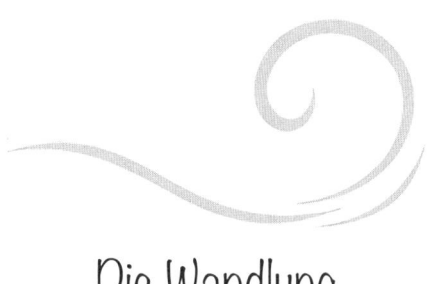

# Die Wandlung

Bei meiner zweiten Schwangerschaft war mir ganz klar, dass diesmal unser Kind weder im Krankenhaus noch im Geburtshaus, sondern in der vertrauten Umgebung unseres Zuhauses zur Welt kommen sollte. Ganz entspannt, ohne jeden Zeitdruck, ohne Schichtwechsel, Wehenmittel und auch ohne Anwesenheit von fremden Personen. Es sollte eine natürliche Geburt sein, in der ich mich ganz meiner Intuition überlassen wollte. Ich wollte diesmal alleine gebären. Niemand sollte dabei sein, der zuschaut, irgendetwas erwartet, mich mit Fragen oder Kommentaren beeinflusst, ablenkt und mich aus meiner eigenen Welt reißt. Ich wollte einfach nur sein und mich diesem Strom des Lebens hingeben. Dies war die Vision, die ich in der Schwangerschaft mit Elayh im Herzen trug.

## Meine Traumgeburt wird wahr

Bereits die Schwangerschaft wollte ich selbstbestimmt und unbeeinflusst erleben und mich daran erfreuen. Ich ließ alle

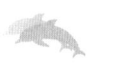 

Vorsorgeuntersuchungen weg, ein Arzt bekam mich nie zu Gesicht. Lediglich besuchte ich zweimal eine Hausgeburtshebamme, da ich mir ein Hintertürchen offen lassen wollte. Es hätte ja sein können, dass ich während der Geburt an einen Punkt komme, wo ich doch den Wunsch nach Begleitung spüre. Dafür besuchte ich die Hebamme und ließ sie im Glauben, bei der Geburt anwesend zu sein. Dieses Mal gab es kein Wiegen, keine Urinkontrolle, CTG (Kardiotokografie – Herzton- und Wehenschreiber) oder Ultraschall. Wir waren bei ihr zum Gespräch. Sie tastete mit den Händen die Kindslage und hörte die Herztöne mit dem Holzrohr ab. Das war's auch schon. Als der von ihr errechnete Geburtstermin immer näher rückte, war ich bereit für die Geburt. Wir gingen mit Leonie nochmals in den Zoo, genossen das Frühlingswetter und dachten, dass dies nun wohl der letzte Besuch des Tiergartens für eine längere Zeit wäre. Die Tage verstrichen, zwei Wochen war ich nun bereits über dem Termin. Es folgten noch mehrere Zoobesuche mit unserer Jahreskarte, und jedes Mal dachte ich, das ist das letzte Mal ohne mein Baby in den Armen, das letzte Mal mit prallem Bauch und Watschelgang.

Ich fühlte mich sehr wohl, hatte keinerlei Beschwerden, und das Baby strampelte fröhlich. Für mich gab es keinen Grund zur Beunruhigung. Für die Hebamme allerdings schon, sie bombardierte mich mit Mails, Anrufen und übte starken Druck auf mich aus. Es war für mich einfach nur nervend. Ich versuchte selber, mit sanften, natürlichen Mitteln wie Gewürzen, Tees und Liebemachen die Geburt etwas anzustoßen. Doch blieb dies erfolglos. Offensichtlich war Elyah noch nicht so weit, geboren zu werden. Wahrscheinlich war der Termin aufgrund einer leichten Blutung zu Beginn der Schwangerschaft doch falsch berechnet worden. Ich nahm dies gelassen im Gegensatz zur Hebamme. Nach drei Wochen über dem Termin bestand sie darauf, dass ich ins Krankenhaus gehen sollte für eine Ultraschalluntersuchung. Es war gerade Wochenende, und ich haderte lange mit diesem Gedanken. Sollte ich wirklich prüfen lassen, ob das Baby übertragen war? Sollte ich mich in die Höhle des Löwen begeben, was bestimmt mit einer Einleitung und weiteren Interventionen enden würde? Sollte ich den Ängsten der Hebamme Folge leisten oder meiner inneren Stimme, die ganz klar mitteilte, dass alles in Ordnung war.

Mein Baby bewegte sich immerzu, es gab keine Anzeichen für irgendwelche Komplikationen. Schließlich hörte ich ganz einfach auf mein Bauchgefühl und folgte meinem Herzen. Ich ignorierte ihre Drohung, sie würde mich nicht länger bei einer Hausgeburt begleiten. Nun, das war ja genau das, was ich eigentlich wollte und sie nicht wusste. Schließlich lenkte sie ein und gab sich geschlagen. Immerhin war ich mittlerweile vier Wochen über dem Termin. Für sie eine Tragödie, für mich ganz einfach ein Beweis, dass sie mit ihrer Berechnung falsch lag.

Dies stellte sich tatsächlich auch als richtig heraus. Elyah war bei der Geburt in keinster Weise übertragen. Das Baby hatte keine Waschfrauenhände, war körperlich perfekt entwickelt, und die Plazenta war nicht verkalkt. Ich bin mir heute noch so dankbar, dass ich auf mich selber gehört habe, dass ich den Mut hatte, einfach der Natur, meinem Körper und dem Baby zu vertrauen. Hätte ich anders gehandelt, wären Einleitung, PDA, Kaiserschnitt und womöglich noch Brutkasten in nächster Nähe gewesen. Was für eine schreckliche Geburtserfahrung

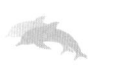 

ist mir da zum Glück entgangen. Die Entscheidung hing an einem seidenen Faden. Ich bin unendlich stolz und glücklich, dass ich mich richtig entschieden hatte!

Elyah habe ich dann ohne die Hebamme alleine zu Hause zur Welt gebracht. Meine erste selbstbestimmte, wunderschöne Traumgeburt im Wasser.

## GEBURTSBERICHT ELYAH
### Erste Alleingeburt zu Hause, 09. Mai 2007

Die Geburt von Elyah war meine erste Alleingeburt und für mich der Durchbruch zu einer ganz neuen Art des Gebärens. Ich wusste bis dahin nur theoretisch, dass es möglich ist, sehr leicht und mit wenig Schmerzen verbunden, ein Kind zur Welt zu bringen. Ich war mir sicher: Der Körper von uns Frauen ist dazu bestimmt, in Leichtigkeit und Freude ein Baby zu gebären. Und jetzt folgte die praktische Erfahrung einer solchen Traumgeburt.

Nachdem ich zwei Tage lang bereits wenig blutigen Schleim verloren hatte, wurde mir klar, dass es doch langsam auf die Geburt zuging. Am Morgen des 09. Mai 2007, 6.00 Uhr, wachte ich auf, da ich ein leichtes Ziehen im Kreuz und in der Leistengegend spürte. Ich stand auf und wanderte erst einmal ein bisschen in der Wohnung umher. Dann setzte ich mich auf die Toilette und beschäftigte mich mit nichts anderem als mit meinen Haaren. Ich schnippelte an meinen Haarspitzen herum und entfernte diese von Spliss. Das Sitzen auf der Toilette hatte für mich eine sehr entspannende Wirkung wie auch die

Banalität der Tätigkeit. Ich war mit etwas völlig Belanglosem beschäftigt, konzentrierte mich also nicht auf das Ziehen in Erwartung von Schmerz, sondern lenkte den Fokus auf etwas ganz Alltägliches, damit der Geburtsprozess eben auch als etwas ganz Normales und Einfaches wahrgenommen wird.

Die Wellen kamen und gingen und waren bis zehn Uhr noch sehr leicht und unspektakulär. Ich wusste nicht, ob ich tatsächlich schon unter der Geburt war oder ob dies lediglich noch Vorwehen waren. Ich war ganz entspannt, trank immer wieder mal Wasser, Tee und gekühlte Kokosnussmilch. Die Kokosmilch hatten wir noch extra für die Geburt im Bioladen gekauft. Ich fühlte mich davon richtig erfrischt und kraftvoll. Inzwischen waren Patrick und Leonie auch aufgestanden. Sie frühstückten und spielten zusammen, damit ich ganz für mich sein konnte. Ich probierte verschiedene Haltungen und Orte aus.

Eine Zeit lang saß ich in unserem Hängestuhl, schaukelte vor mich hin und hörte dabei eine CD mit einer Entspannungsmeditation, dich ich selber aufgenommen hatte. Ich habe darauf eine auf mich selber abgestimmte Selbsthypnose-Übung aufgenommen und diese bereits in der Schwangerschaft immer wieder angehört. So lauschte ich nun den Klängen meiner eigenen Stimme und döste dabei zwischendurch halbwegs ein. Die Wellen wurden wieder schwächer. Das wollte ich wiederum auch nicht, denn ich freute mich riesig auf unser Baby und hoffte, dass es doch zur Geburt kommen würde. Also wechselte ich abermals die Position.

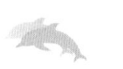 

Ich bin etwas umhergegangen und tanzte auch durchs Wohnzimmer. Dies regte wiederum die Wellen an. Dann legte ich einen großen Medizinball aufs Bett und lehnte mich darüber. Dies fühlte sich nun gar nicht toll an. Ich ging zum Hängestuhl, umschlang die Seile mit den Händen und ließ die Beine baumeln, damit die Schwerkraft wirkt. Doch das war in dem Moment auch nicht das Richtige, die Wellen fühlten sich bei diesen Positionen unangenehm an. Zudem wurde mir auch noch übel, und ich lief ins Badezimmer. Eigentlich hätte ich mich übergeben müssen, doch da ich dies verabscheue, gab ich dem Gefühl nicht nach. Das Erleichtern durch Erbrechen oder Durchfall wäre schon richtig gewesen, damit der Körper sich von unnötigem Ballast befreien kann. Doch ich wollte und konnte nicht.

Ich ging zurück ins Wohnzimmer, tanzte und ließ die Hüften kreisen, damit sich das Baby durch die Spiralbewegungen optimal für die Geburt positionieren kann. Dies war so zwischen 12 bis 13.00 Uhr. Wenn eine Welle kam, hielt ich mich an der Kinderrutschbahn im Wohnzimmer oder an einer Stuhllehne fest. Ich stand in lockerer Haltung, die Knie etwas gebeugt, damit der untere Körperbereich locker und entspannt war, und atmete tief und langsam ein und aus. Ich spürte, dass es sich besser anfühlte, wenn ich mein Becken etwas nach vorne kippte und so eine runde Haltung einnahm, also das Gegenteil vom Hohlkreuz, was so typisch ist in der Schwangerschaft.

Dazu stellte ich mir einfach vor, ich wäre auf einer tollen Achterbahn und sause hinunter, surfe sozusagen auf der Welle. Das hat richtig Spaß gemacht, ich musste lachen.

Schließlich hatte ich das Bedürfnis nach Wärme und Wasser.

Ich wollte einfach wissen, ob es nun wirklich echte Geburtswellen oder doch nur Vorbereitungswellen waren. Ich ging ins große Badezimmer. Es war sehr einladend mit hellen gelb bemalten Wänden, einer Palme und in der Mitte der große dunkelblaue Geburtspool mit warmem Wasser. Dies vermittelte eine Atmosphäre von Wellness, Ferien und Entspannung. Damit es schön kuschelig ist, war der Raum etwas abgedunkelt, es brannten Kerzen, und die Duftlampe verströmte einen angenehmen Geruch von Rosen und Geburtsöl.

Als Leonie sah, dass ich in den Pool stieg, wollte sie unbedingt auch mit planschen. Das hatten wir bereits vor der Geburt einige Male gemacht. Der Pool ist dafür wirklich super geeignet. Er ist recht groß, die Wände sind höher als in der normalen Badewanne, damit man wirklich genügend Wasser einfüllen kann, und sie sind weich. So bekommt man keine unangenehmen Druckstellen, wenn man kniet oder sitzt. Leonie durfte noch kurz mit baden, danach wollte ich meine Ruhe. Die Wellen kamen zu diesem Zeitpunkt schon etwa alle vier Minuten. Patrick nahm Leonie mit ins Wohnzimmer. Sie durfte einen Film schauen und Pommes essen, Dinge, die es sonst eher selten gab. Somit war sie auch zufrieden und ließ mich in meiner eigenen Welt das Alleinsein genießen.

Im Hintergrund lief die englische Version der Hypnobirthing-CD von M. Mongan. Ich besaß auch das deutsche Buch, allerdings konnte ich mich mit der CD dazu gar nicht anfreunden, diese ging mir regelrecht auf den Wecker. Die englische Version allerdings war goldrichtig, ich fühlte mich durch diese angenehme Stimme sehr behütet und wohl. In den letzten Schwangerschaftswochen hatte ich diese CD immer wieder

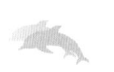 

gehört, mich dabei entspannt und bin dabei oft eingeschlafen. So fühlte ich mich auch jetzt sehr entspannt und konnte den Wellen mit tiefer, langsamer Bauchatmung wunderbar begegnen. Dies hatte ich bereits in der Schwangerschaft immer wieder geübt, als ich mich auf die Geburt vorbereitete. Mein Körper sollte sich daran gewöhnen, in diesem Entspannungszustand zu gebären. Es funktionierte tatsächlich sehr gut! Ich hatte so absolutes Vertrauen in mich, meinen Körper, in mein Baby und in den Geburtsprozess.

Die optimale Position im Pool musste ich erst finden. Zuerst saß ich und lehnte mich halb in Rückenlage an die Wand des Pools. Ich fühlte mich wirklich sehr unwohl, passiv und eher fast schon wie ein Käfer auf dem Rücken. Sofort wechselte ich in den Schneidersitz und verbrachte so den Rest der Geburt, aber auch kniend, nach vorne über den Poolrand gelehnt. Diese Positionen waren von der Schwerkraft her für die Geburtsarbeit wirklich am hilfreichsten und fühlten sich für mich sehr gut an.

In diesem Zustand war ich einerseits vollkommen entspannt, gleichzeitig aber sehr bewusst und wach. Nicht auf der rationalen, sondern mehr auf der Sinnes-und Gefühlsebene. Meine Konzentration war vollkommen fokussiert auf die Geburt und unser Baby. Ich war ihm nahe, sprach gedanklich mit ihm und fühlte die ganze Zeit diese tiefe Verbindung. Auch als die Wellen stärker wurden, war ich in meiner Mitte und ließ mich darauf treiben. Sie waren kräftig, aber nicht sehr schmerzhaft, sondern mehr eine Urkraft, die durch mich strömte. Sie waren kurz, wenn ich zweimal tief ein- und ausatmete, war eine

solche Welle bereits vorbei. Dazwischen gab es immer angenehme Pausen, in denen ich mich so richtig pudelwohl fühlte
und mich euphorisch auf das Wesen freute, welches ich bald in
den Armen halten werde.

Plötzlich hatte ich ein Gefühl, dass ich noch mehr nach unten
atmen müsse, kein Pressen, sondern ein sanftes Mitschieben.
In mir drin fühlte ich einen »Plopp«. War dies die Fruchtblase,
die gerade geplatzt war? Aus reiner Neugier griff ich in meine
Scheide, weil ich dachte, ich hätte da etwas gespürt. Ich fiel
aus allen Wolken, tatsächlich konnte ich mit den Fingern den
samtweichen Kopf unseres Babys fühlen. So zart, so feine Här-
chen, ich konnte es kaum fassen. Ich hatte gedacht, dass mit
diesen sanften, kurzen Wellen die Geburt bestimmt noch einige
Stunden dauern würde. Aber dem war nicht so. Elyah, unser
zweites Kind, war gerade dabei, geboren zu werden. Ich war
außer mir vor Freude, denn nun war mir klar, dass unser Baby
gleich zur Welt kommen wird.

Immer noch kniete ich im warmen Wasser und legte meine
Hände wie ein Tor rund um den Scheidenausgang, damit das
Baby langsam und sanft geboren wird. Eine wirklich unglaubliche Welle erfasste meinen Körper. Gewaltig, durchdrin-
gend und allumfassend, eine Urkraft, so stark und doch nicht
schmerzhaft, schwer zu beschreiben. Es fühlte sich an, wie
wenn ein kosmischer Strom aus purer Energie durch meinen
Körper glitt. Es war kein Schmerz, sondern ein gewaltiger
Druck zusammen mit einem leichten Brennen. Dabei atmete
ich sehr tief und langsam ein und genauso tief und langsam,
aber kraftvoll mit einem Klang von »AAA« aus.

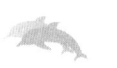 

Das Köpfchen von Elyah gebar ich so in meine Hände. Dieser Augenblick war einfach unglaublich emotional, überwältigend schön, dass ich ihn nie vergessen werde. Ich rief nach Patrick. Er kam ins Badezimmer, und ich lachte und sprudelte nur so raus: »Das Köpfchen ist da! Es ist schon da!« Patrick war sehr überrascht, hatte damit gar nicht gerechnet und freute sich genauso. Er ließ mich nochmals alleine. Er wusste ja, dass ich mich so am besten entspannen konnte.

Gleich darauf kam eine zweite Urwelle, und ich gebar unser Baby ganz ins warme Wasser. Meine Gefühle überschwemmten mich. Da war das Staunen über dieses Bündel voller Leben, über diese einfache Geburt, die ich tatsächlich alleine vollbracht hatte. Das heißt, eigentlich war es mehr ein Zusammenspiel zwischen mir und dem Baby. Wir waren eins, ein gutes Team, und hier war er, Elyah, unser Sohn. Ich nahm ihn sanft aus dem Wasser und schmiegte ihn an mich. Ich genoss die Nähe, fühlte diesen winzigen Körper, schaute in seine weisen Augen. Ja, es war der Augenblick, wo ich mich als Mutter in mein Kind verliebte. Die Hormone gaben ihr Bestes dazu.

Patrick kam mit Leonie ins Badezimmer, und wir bestaunten alle zusammen dieses kleine Wesen. Es schien von einem anderen Stern hier in unserer Welt angekommen zu sein. Genau um 15.00 Uhr. Was für ein Wechsel vom Leben im Mutterleib nach draußen. Vom warmen Fruchtwasser ins warme Badewasser und dann an die kühle Luft. Er fing an zu schreien, worauf mir Patrick aus dem Pool half. Ich wechselte hinüber ins warme Schlafzimmer und lag lange einfach nackt neben unserem Baby. Wir haben gekuschelt, und ich stillte es das erste Mal. Ich bewunderte seine zarte Haut, seine winzigen Hände und Füße. Unglaublich, einfach ein Wunder der Natur. Wir wollten bei ihm kein Abtrennen der Nabelschnur, sondern eine Lotusgeburt. Bei Leonie kannte ich diese sanfte Geburtsform leider noch nicht, Elyah war nun das erste der Kinder, wo wir die Nabelschnur intakt ließen. Deshalb waren wir beide noch verbunden über die Nabelschnur und Plazenta. Nach etwa einundeinhalb Stunden habe ich mich kurz aufgesetzt, und die Plazenta glitt sofort von selber raus. Wir legten sie in eine Schüssel neben uns.

Elyah schlief immer noch in meinen Armen, und wir genossen alle zusammen das Kennenlernen und den Beginn des Wochenbettes in der vertrauten Umgebung unseres Zuhauses.

*»Die Geburt von Elyah, meine erste Alleingeburt, war für mich einfach unglaublich schön und tief berührend. In Dankbarkeit und Liebe werde ich diese Erfahrung für immer in meinem Herzen tragen.«*

# Unser Baby –
# Lotusgeburt, die natürliche Abnabelung

Die Lotusgeburt ist eine ursprüngliche, natürliche und alte Geburtsform, bei der die Nabelschnur nach der Geburt nicht abgetrennt wird. Das heißt, das Baby bleibt mit seinem ersten Organ, der Plazenta, über die Nabelschnur verbunden. Der Blutaustausch findet nach wie vor statt. Das Baby hat somit Zeit, sich an die neue Umgebung außerhalb des Wassers und an die Lungenatmung zu gewöhnen. Das Durchtrennen der Nabelschnur unmittelbar nach der Geburt hat in Europa erst

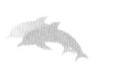 

im 17. Jahrhundert Einzug gehalten, als der französische Geburtshelfer Francoise Mauriceau diese Praktik einführte. Neugeborene erhalten ohne die Abtrennung bis zu einem Drittel ihres Blutvolumens dazu. Sie profitieren in hohem Maße von diesem Bluttransfer, was auch wichtig ist für Herz und Gehirn. Sie haben weniger Anpassungsschwierigkeiten, und ihr Körper wird dadurch nicht gezwungen, sofort zu atmen und ohne die Versorgung durch die Plazenta zu funktionieren.

Erst in der zweiten Schwangerschaft mit Elyah entdeckte ich die Lotusgeburt. Ich las viele Artikel, recherchierte auf englischen Websites und trug einiges an Informationen zusammen. Genug, um für uns die Entscheidung für die Lotusgeburt zu bekräftigen und auf meiner eigenen Homepage darüber zu berichten. Das Wissen darüber schien mir sehr wichtig.

Nachdem wir bereits drei Lotusgeburten erlebt hatten, kam uns eine liebe Freundin im Jahr 2013 aus Neuseeland besuchen. Durch mich war sie ebenfalls zum Thema Lotusgeburt gekommen, und bei ihren vier Kindern wurde die Nabelschnur nach deren Geburten nicht durchtrennt. Bei ihrem Besuch war es nun sie, die mich auf eine unglaubliche Geschichte aufmerksam machte. Sie erzählte mir von Robin Lim, einer Pionierin auf diesem Gebiet. Ich sah mir das Interview mit ihr im Internet an und war sehr erstaunt, was sie erzählte:

*Robin Lim erlebte zu Beginn ihrer »Karriere als Hebamme« an einem Tag zwei einschneidende Erlebnisse, von welchen sie berichtet. Erst gebar ihre Hündin neun Welpen, eines davon »tot«. Nachdem die Hündin über zwei Stunden die Plazenta des »toten« Welpens mit Lecken stimuliert hatte, brachte sie den Welpen damit zurück ins Leben. Am gleichen Tag half Robin einem Baby, welches still geboren wurde (tot), zurück ins Leben, indem sie die Nabelschnur nicht durchschnitt. Sie legte die Plazenta in warmes Wasser und massierte diese. Das Baby lebte darauf! Sie erzählt, wie indonesische Frauen, welche ohne Ausbildung, jedoch mit großer Weisheit und spirituellem Wissen viele Frauen bei der Geburt begleiten. Sie bringen es fertig, dass es kaum Komplikationen gibt, und wenn doch, werden die Babys, gerade auch in dramatischen Fällen (Baby blau, »tot« wiederbelebt. Mit ihren Mitteln sind sie erfolgreich im Gegensatz zu den Ärzten im Krankenhaus mit all ihren technischen Hilfsmitteln. Diese wollten wissen, was ihr Geheimnis sei: Ganz einfach, Lotusgeburt!*

Mittlerweile kann Robin Lim zurückblicken auf dreizehn Jahre Tätigkeit in ihrem Nonprofit Birthingcenter, auf Tausende von Geburten, darunter Hunderte von geretteten Babys. Sie hat den CNN Award »Hero of the Year 2011« gewonnen mit einem Preis von 250 000 $ für die Belange ihrer Klinik. Ich denke, das spricht für sich.

Ihre Aussagen haben mich sehr beeindruckt. Es macht absolut Sinn, die Nabelschnur nicht sofort zu durchtrennen, wenn man bedenkt, dass der Körper eines Neugeborenen dermaßen auf die Verbindung zu seiner Plazenta als Blutlieferant angewiesen ist, bis er sich langsam an die Lungenatmung gewöhnt hat.

Auch den spirituellen Aspekt fand ich persönlich sehr spannend. Es wird nach der Geburt kein trennendes Ritual durch-

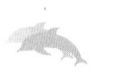 

geführt, sondern Baby und Plazenta werden in ihrer Ganzheit belassen. Das heißt, die erste Erfahrung außerhalb des Mutterleibes beruht nicht auf Trennung, denn mit der Abnabelung wird häufig das Baby auch gleich der Mutter weggenommen. Durch das Intakthalten der Nabelschnur erfährt es eine Art von Ganzheit. Es liegt bei seiner Mutter und kann diese erste wichtige Zeit zusammen mit ihr verbringen, was maßgebend ist für das Bonding zwischen Mutter und Kind. Genau in dieser Zeit schüttet der Körper der Frau die Liebeshormone aus, damit diese Verbindung stattfindet. Genau dann ist es wichtig, Mutter und Baby zusammenzulassen und ebenso das Baby nicht von seiner Plazenta zu trennen.

Der Begriff Lotusgeburt stammt von der Amerikanerin Clair Lotus Day. Sie interessierte sich sehr für die Forschungen der bekannten Primatologin Jane Goodall, welche sich mit der Lebensweise der Schimpansen befasst und beobachten konnte, dass diese die Nabelschnur ebenfalls intakt ließen und Baby und Plazenta weiterhin verbunden blieben. Sie sind sehr sozial und friedliebend. Clair folgerte daraus einen Zusammenhang und entschied sich bei ihren Kindern für die Lotusgeburt. Da sie hellsichtig war, nahm sie nach der Geburt ihr Baby und seine Plazenta als Einheit wahr, die nicht durch einen Eingriff durchtrennt werden sollte. Das Baby soll sich selber ganz sanft und natürlich davon verabschieden und sich trennen, wenn der Zeitpunkt dazu gekommen ist.

Ob nun hellsichtig oder nicht, aus meinem Erleben mit den Lotusgeburten kann ich bestätigen, dass »Lotus«-Babys anders sind. Sie wirken so, als wären sie in dieser Welt gut angekommen, ausgeglichen. Ich empfand die ersten Tage mit meinen

Babys als sehr harmonisch, wie in einem Kokon. Die Lotusgeburt hat dazu beigetragen, das Bonding zwischen mir und
meinem Kind zu festigen.

GUT ZU WISSEN

## Lotusgeburt – wie gehe ich vor?

Anstelle der Trennung von Baby und Plazenta kannst du
die Nabelschnur nach der Geburt deines Kindes einfach
intakt lassen. Dies ist in fast allen Fällen möglich (außer
die Nabelschnur ist extrem kurz), selbst bei einem Kaiserschnitt. Du musst lediglich den Wunsch dazu klar äußern.
Danach wird die Plazenta geboren, dies kann nach ein
paar Minuten bis mehreren Stunden der Fall sein. Kein
Problem, solange keine ungewöhnlichen Vorkommnisse,
wie zum Beispiel starke Blutungen, auftreten.

Die Plazenta wird in ein Gefäß mit Sieb gelegt, auf sel-
bem Niveau wie das Baby, damit der Blutaustausch stattfinden kann.

Nach frühestens vierundzwanzig Stunden, wenn kein
Blut mehr durch die Nabelschnur pulsiert, kannst du die
Plazenta mit Meersalz dick einsalzen und nach Belieben
Kräuter und Öle dazugeben, in Mullwindeln einwickeln
und in eine gut waschbare, atmungsaktive Stofftasche legen. Den Vorgang mit Salz, Kräutern und Ölen wieder-
holst du täglich, bis die Nabelschnur abgefallen ist. Dies
ist meist zwischen dem dritten und zehnten Tag der Fall.

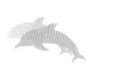 

Die Nabelschnur wird dabei austrocknen und hart werden, lange bevor sie abfällt. Sollte die Position der harten Nabelschnur ungünstig sein, kannst du sie mit warmem Wasser weich machen und die Haltung korrigieren.

Der Nabel verheilt bei der Lotusgeburt problemlos, da kein offener Nabelstumpf vorhanden ist wie bei einer geschnittenen Nabelschnur. Die Infektionsgefahr ist deshalb im Gegensatz dazu sehr gering. Sollte der Nabel etwas bluten oder nässen, kannst du ein paar Tropfen Muttermilch direkt darauf tropfen lassen und/oder danach etwas Wecesin-Puder auf den Nabel geben.

Und was machst du danach mit der Plazenta? Was du für richtig hältst! Wir haben sie jeweils vergraben als Dank an Mutter Erde für die Ankunft unseres Kindes und einen Baum darauf gepflanzt. Du kannst auch aus einem erbsengroßen Stück davon homöopathische Mittel herstellen lassen. In meiner Ausbildung als Körperabformerin (Herstellen und Gestalten von Gipsabdrücken wie Schwangerschaftsbäuchen, Babyfüßchen etc.) habe ich sogar Abdrücke einer Plazenta gesehen, schön veredelt und bemalt, eine Erinnerung aus Gips an eine besondere Geburt, Nun ja, warum nicht? Wenn dir auf Anhieb nichts einfällt, kannst du sie auch getrost einige Monate im Kühler lassen.

# Anmeldung des Kindes – rechtliche Lage

Über die rechtliche Lage der Alleingeburt wird oft spekuliert und Frauen mit schrecklichen Szenarien Angst gemacht. Die Bestimmungen sind in jedem Land anders definiert. Beispielsweise ist in Deutschland die absichtliche Alleingeburt vom Gesetz her nicht definiert, es gibt dazu keine Gesetzesartikel. Geplante oder ungeplante Alleingeburten sind demnach keine strafbaren Handlungen.

In Österreich hingegen schreibt das Hebammengesetz der schwangeren Frau vor, eine Hebamme hinzuzuziehen. Es ist jedoch fraglich, ob dieses im Falle von schwerwiegenden Folgen bei einer Alleingeburt zu einer Verurteilung führen könnte. Denn Alleingeburten finden ungewollt öfters statt, als man denkt, der Nachweis von geplant oder ungeplant ist schwierig. Schließlich liegt es in der eigenen Verantwortung jeder schwangeren Frau, sich über die aktuellen Gesetze am Ort der Geburt zu erkundigen und Entscheidungen zu treffen.

Die Anmeldung einer Alleingeburt war bei uns in der Schweiz nie ein Problem, gestaltete sich jedoch in jedem Wohnkanton etwas anders, je nach Behörden. Bei uns wird die Geburt immer in der eigenen Wohngemeinde gemeldet. Dies kann auch der Partner erledigen. Bei der ersten Alleingeburt von Elyah reagierten die dafür zuständigen Personen etwas kompliziert. Sie gerieten erst einmal aus ihrem gewohnten Konzept und waren unschlüssig, wie da vorzugehen sei. Wir mussten schließlich die Anmeldung in schriftlicher Form abgeben. Ihr oberstes Ziel lag lediglich darin, die nötigen Zahlen für ihre Statistik zu bekommen, sprich Größe und Gewicht des Kindes. Wir

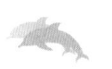 

nahmen dies humorvoll auf und wählten dann einfach Zahlen, die dem Durchschnitt entsprechen. Uns waren diese schlichtweg egal, wir legten nämlich keinen Wert darauf, unser Kind abzumessen und zu wiegen. Das Geburtskärtchen von Elyah enthielt bewusst keine Zahlen, sondern Bilder und Texte, die unser Glück über das Kind widerspiegelten.

Bei der zweiten Alleingeburt wohnten wir in einem anderen Kanton in der Innerschweiz. Hier war es kein Problem, die Geburt telefonisch anzumelden. Bei der dritten wohnten wir wiederum woanders, in einem kleinen Kanton in der Ostschweiz. Die zuständige Dame reagierte ganz gelassen und erwiderte nur, dass in der gleichen kleinen Gemeinde eine Woche zuvor eine andere Frau ebenfalls ihr Baby alleine zur Welt gebracht hatte. Vielleicht lag dieser scheinbare Zufall daran, dass sich aufgrund der Gesetze in diesem Kanton Familien wie wir ansiedeln, wo Homeschooling erlaubt ist. Offenbar gelangten wir nicht als einzige Familie mit unserem Wunsch nach selbstbestimmter Geburt und freier Wahl des Bildungsweges in diese Region. Die Themen hängen zusammen, ergänzen sich. Wer sich in einem Bereich für alternative Wege und Freiheit entscheidet, tut dies oft auch in anderen. Freie Geburt und freies Lernen greifen oft ineinander.

## Langzeit- und Tandemstillen statt Eifersucht

Über die Vorteile des Stillens sind sich die meisten Mütter bewusst, und ich freue mich, dass viele Frauen das Stillen als selbstverständlich ansehen und die Nähe zu ihrem Baby genießen. Tatsächlich ist das Stillen für mich immer wieder eine Ruhepause im allzu oft hektischen Alltag, der eine Familie mit mehreren Kindern mit sich bringt.

Doch weshalb Langzeitstillen oder gar Tandemstillen? Beim ersten Kind habe ich mich erst nach einigen Wochen Stillzeit mit diesem Thema auseinandergesetzt. Noch in der ersten Schwangerschaft dachte ich, ein halbes Jahr stillen würde wohl reichen. Ich rollte bloß mit den Augen, als meine Mutter stolz erzählte, dass sie meine jüngere Schwester immerhin ein ganzes Jahr gestillt hatte. Bei mir und meinem Bruder, ein Jahrzehnt zuvor, hieß es noch, sie hätte zu wenig Milch und musste ihre Brüste abbinden, um die Milch versiegen zu lassen. Es war zu dieser Zeit üblich, das Baby jeweils vor und nach dem Stillen zu wiegen. Aus heutiger Sicht ist dies völlig überflüssig und macht absolut keinen Sinn. Ich freute mich auf das Stillen, hätte aber nie daran gedacht, ein ganzes Jahr, geschweige denn mehrere Jahre zu stillen.

Doch erst mit der Geburt von Leonie und der Erfahrung des Stillens selber bin ich mir der vielen Vorteile überhaupt bewusst geworden. Stillen ist für mich die einfachste und natürlichste Art, mein Baby zu ernähren. Die Muttermilch ist immer perfekt auf das eigene Kind und seine Bedürfnisse abgestimmt, sie ist überall und immer dabei, wohl temperiert und schnell verfügbar. Es ist die beste Einschlafhilfe und verbindet mich und mein Baby durch Nähe und Liebe. Was will ich mehr?

Weshalb sollte ich mich von diesem so positiven Umstand trennen und auf pulverisierte Kuhmilch und Flasche wechseln? Dieser Gedanke wurde für mich tatsächlich absurd, und ich las vieles zum Thema natürliches Abstillalter. Wie Schuppen fiel

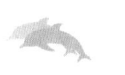 

es mir von den Augen, dass wir auch bei diesem Thema absolut gesteuert werden durch alte Erziehungsmuster und der Profit-gier, welche die Babynahrungsmittelindustrie leitet. Wusstest du, dass das biologische Abstillalter bei einem Menschen bei ungefähr sieben Jahren liegen würde? Dies bestätigen die Stu-dien der amerikanischen Anthropologin Katherine Dettwyler. Ich wusste es damals nicht, ebenso wenig, dass es in anderen Kulturen ganz natürlich ist, Kleinkinder oder mehrere Kinder zu stillen. Auch hier musste ich erst einmal darüber lesen, be-vor es für mich ganz selbstverständlich war, ein Kind so lange zu stillen, wie es das Bedürfnis danach hatte.

Bei unserer Tochter Leonie waren es schließlich viereinhalb Jahre, bei den beiden Jungen je zweieinhalb Jahre, und die jüngste zweijährige Tochter stille ich zurzeit noch, während ich nun gleichzeitig mit unserem fünften Kind schwanger bin. Zehn Jahre fast ununterbrochene Stillzeit, die ich nicht im Geringsten missen möchte. Im Gegenteil, das Stillen gibt Nähe, Geborgenheit und Kuschelzeit. Weshalb sollte ich dies, wenn das Bedürfnis weiterhin da ist, vorzeitig beenden?

Ich habe prägende Erfahrungen davon mitgenommen. Ge-schwister, die gemeinsam (im Tandem) gestillt werden, entwi-ckeln eine unglaublich tiefe und positive Verbindung. Leonie und Elyah habe ich über zwei Jahre lang zusammen gestillt, manchmal gleichzeitig, häufig unmittelbar nacheinander. Leonie, die ältere Tochter, durfte genau wie ihr jüngerer Bru-der nach wie vor zu mir kommen, um zu trinken, zu kuscheln, und erfuhr dadurch keine Zurückweisung, sondern Annahme, Halt und Geborgenheit. Sie entwickelte dadurch kaum Eifer-sucht, was sonst bei Geschwistern oft in verschiedenen Formen zum Ausdruck kommt. Leonie und Elyah haben auch heute noch eine außergewöhnlich enge Beziehung und spielen häufig zusammen.

Bei den Jungen war es etwas anders. Ich hatte bei beiden Schwangerschaften nur noch sehr wenig Milch, und die Brustwarzen waren sehr empfindlich. Deshalb reduzierte ich das Stillen, soweit es möglich war. Gegen Ende der Schwangerschaft hatte ich kaum noch Milch. Ich vertröstete Elyah wie auch später Anael darauf, dass nach der Geburt wieder ganz viel Milch vorhanden wäre. Doch Elyah wollte nach der Geburt von Anael nicht mehr trinken. Er probierte noch ein paar wenige Male und ließ es lieber sein. Irgendwie schien sie ihm nicht mehr zu schmecken, er fühlte kein Bedürfnis mehr danach. Genauso war es bei Anael, als ich mit Ayleen schwanger war. Ich wusste, für ihn war das Stillen sehr wichtig, und er litt unter dem Milchrückgang in der Schwangerschaft. Auch ihn vertröstete ich in den letzten Schwangerschaftswochen mit der Aussicht auf mehr Milch nach der Geburt. Doch er hatte, als es so weit war, kein Interesse mehr daran.

Nun stille ich Ayleen mit zweieinhalb Jahren nach wie vor und genieße die ersten Schwangerschaftsmonate mit unserem fünften Kind. Ich habe genügend Milch, und sie trinkt auch oft und häufig. Zum Einschlafen braucht sie auf jeden Fall meine Nähe und das Stillen, außer sie schläft im Auto ein oder ist mit Papa unterwegs. Gerne möchte ich wieder, wenn möglich, Tandemstillen und reduziere die Milch nun nicht absichtlich. Die Brüste schmerzen in keinster Weise, und somit denke ich, stehen die Chancen gut, dass die Milch bis zur Geburt weiterhin fließen wird.

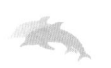 

# Bereit für den großen Moment – mentale und körperliche Geburtsvorbereitungen

Ich möchte nun zu einem wichtigen Punk kommen, der Geburtsvorbereitung. Wie war es möglich, Elyah in solch wunderschöner Weise zu gebären? In erster Linie lag es daran, dass ich mein Kind ganz selbstbestimmt und in Ruhe innerhalb meiner vertrauten Umgebung alleine und so, wie ich es gerade für stimmig empfand, zur Welt bringen konnte. Keine Störung, keine Einflüsse von außen. Einfach nur Hingabe und Sein.

Das Zweite war eine intensive Geburtsvorbereitung. Ich besuchte nicht die üblichen Kurse, in denen einem mehr Angst darüber gemacht wird, was alles schiefgehen könnte. Einen herkömmlichen Geburtsvorbereitungskurs habe ich bewusst nie über mich ergehen lassen. Ich wollte weder mich selber noch Patrick mit so etwas belästigen.

Nein, ich hörte auf meine innere Eingebung und suchte nach Möglichkeiten, mich körperlich und mental auf dieses besondere Ereignis vorzubereiten. Zuerst besuchte ich regelmäßig Lektionen in Schwangerschaftsyoga. Dies gab mir die Zeit und den Raum, ohne Patrick und Leonie nur für mein ungeborenes Kind da zu sein. Die Verbindung zwischen uns zu festigen, zu fühlen, was bereits an Leben in meinem Bauch ist. Dazu lernte ich die entspannte tiefe Bauchatmung, welche bei der Geburt solch eine wichtige Rolle spielt. Obwohl ich mich teils aufraffen musste, abends nochmals das Haus zu verlassen, war das Schwangerschaftsyoga sehr wohltuend. Die Atmosphäre war friedlich, immer lief entspannende Musik, es brannten Kerzen, die ruhige Stimme der Kursleiterin führte uns durch die Übungen. Es war ein Zeitfenster, in dem ich einfach in meine Mitte und zur Ruhe kam, was uns beiden sehr guttat.

## Mit Patrick beim Hypnobirthing-Kurs

Als Nächstes besuchten Patrick und ich zusammen einen Kurs in »Hypnobirthing«. Ich hätte auch lediglich ein Buch mit CD kaufen können. Doch es war mir wichtig, in diese Entspannungstechnik wirklich einzutauchen und die Informationen von einer ausgebildeten Person übermittelt zu bekommen. Wie durch Zufall, oder eben auch nicht, lernten wir ein anderes Pärchen kennen, wo es auf Anhieb viele Gemeinsamkeiten und Gesprächsstoff gab. Sie sind mittlerweile zu unseren engsten Freunden geworden und haben selber vier Kinder. Alle kamen zu Hause, zwei davon als Alleingeburt zur Welt. Es ist also durchaus möglich, bei einem Treffen oder Kurs, der sich mit außergewöhnlichen Themen befasst, auch außergewöhnlichen Menschen zu begegnen. Wir freuten uns riesig, auf Gleichgesinnte zu treffen.

Der Kurs war für uns und vor allem auch für mich sehr wichtig. Nicht immer war er spannend oder witzig, manchmal auch trocken, der Inhalt langatmig. Doch nichtsdestotrotz bekamen wir wichtiges Informationsmaterial und konnten bei den Übungen auch tatsächlich Dinge bereits umsetzen. Es wäre leichtsinnig zu glauben, dass man mit Hypnobirthing überhaupt keine Schmerzen mehr spürt und nur noch auf Wolke sieben schwebt. Doch die Schmerzerfahrung ist tatsächlich

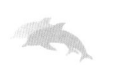 

eine völlig andere und der Umgang damit sowieso. Ich hätte nicht gedacht, dass ich in solcher Leichtigkeit ohne große Schmerzen gebären könnte. Bei der ersten Geburt war ich lediglich unwissend und machte mir darüber keine Gedanken. Nach der ersten Geburtserfahrung jedoch hatte ich Ängste vor der zweiten, die ich mittels Hypnobirthing auflösen konnte. Die Verwendung der englischen CD und die Atemtechnik halfen mir sehr während allen folgenden Alleingeburten. Ich habe mich damit bereits in der Schwangerschaft intensiv auf die Geburt vorbereitet. Die letzten Schwangerschaftswochen hörte ich mir täglich die CD an und lernte, bewusst zu entspannen. Als zusätzliche Helfer benutzte ich verschiedene Dinge wie Schwangerschafts- und Geburtsöle, Entbindungsduft aus der Aromatherapie, verschiedene Kristalle und stimmungsvolle Kerzen. Diese halfen meinem Unterbewusstsein, in den Entspannungszustand zu gelangen, es fand dadurch eine Verknüpfung statt. Meinem Körper wurde durch diese Hilfsmittel signalisiert, dass es so weit war, mich zu entspannen. Dies hat auch während der Geburt bei mir wunderbar funktioniert.

Es reicht jedoch nicht nur ein theoretisches Verständnis, man muss es auch wirklich tun. Ich habe auch oft vor dem Schlafengehen die CD angehört und bin dabei eingenickt. Das spielte keine Rolle, denn das Unterbewusstsein arbeitet dadurch umso besser.

GUT ZU WISSEN

## Hypnobirthing

Marie Mongan ist die Begründerin der Hypnobirthing-Methode. Du lernst dabei, wie du dich selber mittels Selbsthypnose in einen Entspannungszustand versetzen kannst. Dabei bist du vollkommen bei Bewusstsein, also geistig sehr wach und gleichzeitig körperlich vollkommen entspannt. Genau dies ist der optimale Zustand für eine Geburt. Du sollst dich auf die Geburt konzentrieren können, die Verbindung zu deinem Baby halten und gleichzeitig loslassen, weit werden und in eine Entspannung sinken, damit dein Körper bestens arbeiten kann. Dies übst du bereits vor der Geburt immer wieder im Kurs wie auch selber zu Hause.

Hypnobirthing gibt dir auch Wissen rund um den Geburtsmechanismus weiter. Wie entsteht denn Schmerz? Was hat es mit Anspannung zu tun? Wie kann ich mich rasch und leicht entspannen? Dabei sind folgende Punkte relevant:

- Angst führt zu Anspannung und somit zu Schmerzen.

- Pressen ist das Gegenteil von Entspannung, verursacht demzufolge weiteren Schmerz. Deshalb das Baby nicht rauspressen, sondern wenn möglich sanft hinunteratmen. Der Atem führt und verbindet dich und dein Baby.

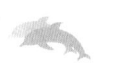 

- Positive Umformulierung von Begriffen rund um die Geburt. Es wird zum Beispiel bewusst nicht mehr von Wehen (Weh = Schmerz) gesprochen, sondern von Wellen. Die Geburtswelle als positiver Energieträger für die Kraft, die während der Geburt durch den Körper fließt. »Surfen« auf den Wellen und diese gezielt lenken und leiten

- Üben der langsamen Tiefenatmung vor der Geburt, um sie während der Geburt anzuwenden

- Regelmäßiges Hören der Begleit-CD in Deutsch oder, noch besser, in der originalen englischen Version

- Entspannungsübungen durchführen, die einen in die Selbsthypnose führen

Ich kann dir wirklich empfehlen, frühzeitig einen Kurs zu besuchen oder das Buch zu lesen und die Übungen durchzuführen. Es lohnt sich auf jeden Fall!

Als weitere Vorbereitung auf die Geburt habe ich mir, so oft es geht, eine Traumgeburt vorgestellt, habe visualisiert und mir Plakate mit positiven Affirmationen gestaltet und aufgehängt. Es gibt unzählige Möglichkeiten, kreativ zu werden, sich positiv auf die Geburt einzustimmen. Ich liste dir ein paar Ideen auf:

- Schwangerschaftsyoga, Qigong

- Tanzen (z. B. Kreistänze, Bauchtanz, indischer Tanz)

- Singen, Musik machen

- Malen und Schreiben (Plakate, Tagebücher, Bilder)
- Bauchabdruck mit Gips oder Babybauch-Bemalung mit Henna
- Kreatives anfertigen (Geburtskerze, Geschenk für Baby)
- Hypnobirthing, Visualisieren
- positive Bücher und Geburtsberichte lesen
- Atemübungen alleine oder zusammen mit dem Partner (langsame Tiefenatmung üben)
- regelmäßige Kontaktaufnahme zum Baby!

## Hallo, Baby –
## Kontaktaufnahme zu deinem Kind

Du bist schwanger, freust dich über das Baby und deine sich verändernde Rolle als werdende Mutter. Nicht alle Gefühle werden automatisch positiv sein. Auch Ängste, Sorgen oder Bedenken begleiten manchmal die Schwangerschaft. Dies betrifft nicht nur dich, sondern auch deinen Mann und sogar dein Kind, die hereinkommende Seele. Dieses Wesen, das im Begriff ist, in die physische Welt einzutreten, ist kein unbeschriebenes Blatt. Es ist eines, welches einen großen Rucksack an Erfahrungen mit sich bringt. Die Phase zwischen zwei Leben, in der sich die Seele in ihrer selbst erschaffenen Welt, die sich immer wieder verändert, wie auch an bestimmten Lernorten befindet, bietet ihr Möglichkeiten, sich auf das künftige Leben auf Erden vorzubereiten. Dies ist für diese

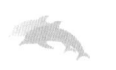 

Seele nicht einfach. Auch sie schwankt zwischen Euphorie und Trauer. Sie freut sich einerseits auf die Inkarnation, auf die unendlichen Möglichkeiten des Lebens sowie auf den Austausch mit euch als Eltern und anderen Menschen, und andererseits trauert sie über den Verlust, das Verlassen der »anderen Sphäre« und der geliebten Wesen auf jener Ebene. Geburt und Tod sind Transformationsprozesse durch einen Schleier hindurch in die jeweilige Sphäre. Es ist nicht einfach und vergleichbar mit einem Schmetterling, der sich durch den Kokon in eine andere Daseinsform hineinbewegt.

Wir als Eltern können unserem Kind diesen Weg erleichtern, indem wir täglich Kontakt mit ihm aufnehmen. Es reicht, wenn wir uns dafür eine Viertelstunde Zeit nehmen und uns zurückziehen, hinein in die Stille. Die einfache Kontaktaufnahme mit dem Kind geschieht ganz automatisch aus unserer inneren Absicht. Daraus entsteht ein feines Liebesband zwischen uns als Eltern und der kommenden Seele, das immer mehr an Intensität zunimmt. Werdet still, lauscht mit allen Sinnen und erwartet nichts. Es geht nicht darum, gezielte Botschaften zu erhalten. (Dafür gibt es später im Buch noch eine besondere Übung.) Das Ziel ist lediglich, still zu werden, um der Seele die Möglichkeit einzuräumen, euch zu kontaktieren und nahe zu sein. In solchen Momenten kann diese Seele auch ganz leicht in den Körper des Fötus schlüpfen. Vielleicht wird es dich überraschen, zu hören, dass die Seele sich nicht permanent darin befindet.

Hierzu möchte ich auf die Erfahrungen des Paares Anne und Daniel Meurois-Givaudan zurückgreifen. Sie beschreiben in ihrem Buch *Die neun Schritte ins Leben,* wie eine Seele die Zeit vor der Inkarnation bis zur Geburt erlebt. Auf astraler

Ebene sind sie dazu gemeinsam immer wieder zu einem Wesen gereist und haben es während der Zeit der Schwangerschaft bis hin zu seiner Geburt begleitet. Faszinierende Momente und Einsichten prägen diese Begegnungen, worauf ich immer wieder zurückkommen werde. Denn diese bereichern auch meine Arbeit als spirituelle Doula (Adoula). Die Entwicklung des Fötus ist ein Aspekt. Die Formung des Lichtkörpers obliegt den Kräften der Elemente, welche durch ihre unterschiedlichen Kräfte (Feuer, Wasser, Erde, Luft) diesen zur Vollendung bringen in Einklang mit den Körperelementarwesen, die diesen Prozess leiten.

Eine Seele, die im Begriff ist, sich zu inkarnieren, wird sich mehr oder weniger oft und lange im Körper des heranwachsenden Babys aufhalten. Aufgrund der natürlichen Anziehung, des Bedürfnisses nach Liebe und Kontakt zu den Eltern, sucht es immer wieder die Mutter wie auch den Vater auf! Diese Kontaktaufnahmen geschehen im Alltag, aber auch nachts, da es für manche einfacher ist, die Eltern über das Unterbewusstsein zu besuchen. Deshalb hilft es auch, sich intensiver mit Träumen zu beschäftigen und sich für solche Kontakte zu öffnen. Häufig erleben Schwangere intensive Träume von ihrem Kind oder der bevorstehenden Geburt. So erlebte ich dies auch in allen Schwangerschaften.

Von einer einfachen Kontaktaufnahme seitens des Kindes werde ich hier kurz berichten. Sie geschehen oft, indem wir ruhig und nach innen gewandt sind, im Äußeren einer vielleicht monotonen Tätigkeit nachgehen und die Gedanken abschweifen und still stehen. In diesem Zustand befand ich mich, gerade mit dem dritten Kind schwanger, im Badezimmer. Ich

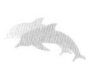 

glättete gerade mit einem Glätteisen meine Haare. Was für eine langweilige und eintönige Tätigkeit. Doch genau diese ließ es zu, dass mich die Seele des Babys kontaktieren konnte. Eingetaucht in diese Stille, erhielt ich auf einmal die Eingebung »Anael«. Augenblicklich horchte ich auf, schaute mich verwundert um und fragte mich, was dies zu bedeuten hätte. »Anael«, dieses Wort hatte ich noch nie gehört oder konnte mich jedenfalls nicht daran erinnern. Unmittelbar spürte ich, dass dies der Name des Kindes sei. Ich war, ehrlich gesagt, etwas überrascht und auch ein wenig irritiert. Es war das erste Mal, dass ich den Namen unseres Babys so übermittelt bekam. Zudem war mir dieser nicht geläufig, und ich fand ihn erst etwas exotisch. Aber der Klang gefiel mir auf Anhieb. Ich recherchierte und war überrascht, dass dies der Name eines Erzengels ist. Er ist ein Engel des Elementes Feuer, der festgefahrene Strukturen und Wertvorstellungen niederbrennt, damit das Wesentliche ersichtlich wird. Wie kraftvoll! Zwei Wochen brauchte mein rationaler Verstand, sich mit diesem Namen anzufreunden, um aufrichtig Ja dazu zu sagen. Wenn ich nun unseren Sohn Anael betrachte, der mittlerweile fünf Jahre alt ist, kann ich nur bestätigen: Die Wahl war absolut richtig, und sie kam nicht von uns, sondern es war der Wunsch und der Klang dieser Seele. Anael ist die geballte Ladung an Feuer und trägt solche Aktivität in sich, dass er unser Leben ganz schön durcheinanderwirbelt. Genau diese Energie hat uns wohl noch gefehlt, und sie ergänzt das Familiengefüge perfekt. Sie stellt regelmäßig alles auf den Kopf und zwingt uns förmlich, uns und unser Handeln immer wieder aufs Neue zu hinterfragen und anzupassen.

Sei also offen, um in Momenten der inneren Stille dein Kind zu spüren. Es wird sich energetisch bemerkbar machen, und du wirst vielleicht das Gefühl haben, nicht alleine im Raum zu sein. Dies passiert nicht nur dir als Mutter, sondern auch dem Vater. Die Seele benötigt für das Formen seines Körpers nicht nur die weiblichen Energien, sondern gleichzeitig auch die männlichen, die des Vaters. Deshalb ist es auch wichtig und erfüllend für das Kind, wenn sich der Vater ebenfalls immer wieder kurz Zeit nimmt, um in die Stille zu gehen mit der Absicht, dieser kommenden Seele Raum zu geben.

Was ich noch erwähnen möchte – die Umstände, in welcher Umgebung wie auch in welcher emotionalen Verfassung sich Mutter und Vater gerade befinden, spielen dabei eine wichtige Rolle. Dies bestätigen die Berichte des Forscherpaares Meurois-Givaudan. Demnach war es der Seele teilweise unmöglich, in den kleinen Körper im Bauch der Mutter zu gelangen, wenn sie sich in angstvoller Spannung befand. Oder sie nahm diese Erfahrung als schwer, träge und als eine Belastung wahr, wenn der Ort energetisch nicht passte. Dies konnte ein so banales Ereignis sein, wie der Besuch eines Fast-Food-Restaurants mit lauter, dumpfer, tiefer Musik. Was sich da energetisch tummelt und wie sich das anfühlen muss, können wir nur erahnen.

Oft geschieht es, dass wir gut gelaunt in ein Einkaufszentrum reingehen und mürrisch, wütend oder ausgelaugt wieder herauskommen. Mir passiert das vor allem wenn ich mich energetisch nicht vorher abgrenze. Wir können etwas für uns und das Kind tun, indem wir, so oft es geht, Orte der Harmonie, oftmals in der Natur, aufsuchen und Besuche von weniger nährenden Orten auf ein Minimum beschränken.

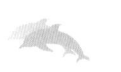 

Musik ist Klang, ist Schwingung und Energie. Bereits in meinem ersten Buch, *Natürliche Wege zum Babyglück*, habe ich auf die Einwirkung von Musik, Klängen und die Entwicklung des Babys eingehend hingewiesen. Harmonische, hochfrequente Musik stimuliert das Gehör, welches wiederum die Gehirnentwicklung des Babys und die all seiner Körperfunktionen fördert. Tiefe Töne hingegen, aggressive Musik erzeugen das Gegenteil. Mich verwundert diesbezüglich nicht, dass es deshalb leichter beziehungsweise schwieriger für eine Seele ist, je nach vorliegender Musik in den Körper des Fötus zu gelangen und sich da sicher und wohlzufühlen.

Genauso verhält es sich mit Gefühlen der Mutter oder des Vaters. Ängste, Sorgen, Trauer oder Wut bilden Barrieren, die es der Seele erschweren, in Kontakt zu treten oder in den Babykörper zu gelangen. Hingegen öffnen Liebe, Freude und Spaß die Tore zum gegenseitigen Austausch, und das Baby schwelgt ganz einfach in diesen Energien.

Es geht nicht darum, zu Robotern zu werden und Gefühle zu negieren. Wir sind alle nach wie vor Menschen, und die Gefühle sind absolut wertvoll, machen uns zu fühlenden, liebenden Wesen. Dazu gehören auch die Schattenseiten. Es geht darum, sich selber kennenzulernen, zu beobachten und bewusst zu wählen. Wir haben in jeder Situation immer die Wahl und das Potential, liebevoll zu handeln. Manchmal gelingt dies besser, manchmal weniger. Wir befinden uns alle in einem Lernprozess, welcher den Gegebenheiten hier auf Erden entspricht. Dies gehört zum Menschsein dazu.

Was schön ist, wenn ich mich selber, gerade in der Schwangerschaft, immer wieder daran erinnere. Wenn ich mir bewusst bin, dass es einen wesentlichen Unterschied macht, wie ich mich fühle, womit ich mich beschäftige und wo ich mich aufhalte. Tu dir selbst gerade in der Schwangerschaft viel Gutes! Erlebe viel Freude, Glück und nährende Momente. Liebe, Kreativität und der Fokus auf die Schönheit des Lebens sind für dich wie auch für das Baby Labsal der Seele. Dies gilt genauso für den Vater. Er darf sich bewusst sein, dass auch seine Energien das Baby umhüllen und die Seele ganz bewusst auch Momente und Zeiten bei ihm verweilt. Gebt euch als werdende Eltern gegenseitig viel Liebe, Freude und Geborgenheit. Euer Baby wird so viel eher mit ganzer Bewusstheit und all seinen Potenzialen in unsere Welt eintauchen können.

## Blessing Way –
## vor der Geburt Kind und Mutter segnen

Als besonderes Geschenk an dich und dein Baby kannst du ein paar Tage vor der Geburt einen »Blessing Way« organisieren. Dies ist eine besondere Feier zu Ehren der schwangeren Frau und des Kindes. Sie lädt dazu ihre besten Freundinnen, weiblichen Angehörigen oder Bezugspersonen ein, die sie bei diesem Übergangsritual begleiten möchten. Es werden der Abschluss der Schwangerschaft und die bevorstehende Niederkunft des Babys zelebriert. Im Mittelpunkt steht dabei die Hochschwangere. Bei den Navajo war dies ein heiliges Ritual, um die Schwangere auf die bevorstehende Geburt zu stärken und zu unterstützen. Den Wechsel und die Reise in die neue Mutterschaft zu feiern. Der Fokus soll dabei nicht wie bei den amerikanischen »Baby Showers« bei Geschenken für das Kind liegen.

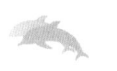 

Sondern es geht um die Ehrung und Stärkung der werdenden Mutter.

In Hawaii beispielsweise finden viele Blessing Ways im Meer statt. Die Schwangere wird gebadet, mit Blumen geschmückt, mit duftendem Öl versehen, einfach rundum verwöhnt und geehrt. Es gibt die unterschiedlichsten Arten, diese Feier zu begehen. Ich gebe hier einige Ideen weiter:

Jede Frau kann eine besondere Blume mitbringen. Die Blüten werden zu Beginn der Feier zu einem Kranz zusammengesteckt und der Schwangeren auf den Kopf gesetzt. Jede Frau kann dann erzählen, welche Blüte sie mitgebracht hat, weshalb und was für positive Wünsche sie damit mitgeben möchte für die Geburt.

Alle Frauen können auch Schmuckperlen oder Ähnliches mitbringen und gemeinsam ein Schmuckbändchen für die Frau und das Baby anfertigen. Dieses kann sie dann bei der Geburt tragen. Bei manchen Ritualen erhält jede Frau ein geknüpftes Armband und behält dieses so lange an, bis es abfällt, oder bis zur Geburt. Sie soll, wann immer sie es betrachtet, der schwangeren Frau gute Wünsche senden für die Geburt.

Eine weitere Idee ist, eine große Kerze im Kreis zirkulieren zu lassen von einer Frau zur nächsten. Jede darf einen positiven Wunsch oder ein Wort mitgeben, zum Beispiel Stärke, Kraft, Liebe. Wenn die Kerze am Ende der werdenden Mutter überreicht wird, kann sie diese ausblasen und zur Geburt als Unterstützung wieder anzünden.

Bei dem Fest kann gemeinsam gesungen und getanzt werden. Der Kreativität sind keine Grenzen gesetzt! Meistens wird danach gemeinsam gegessen und getrunken.

Bei all den Wünschen möchte ich hier noch auf etwas aufmerksam machen, damit es bei positiven Energien bleibt und
nicht aus Versehen Verwünschungen ausgesprochen werden.
Wenn du selber oder jemand dir etwas wünscht, dann muss es
immer positiv formuliert sein. Beispiel: »Ich wünsche dir Kraft
und Liebe für die Geburt.« Niemals dürfen Verneinungen verwendet werden wie: »Ich wünsche dir keine Angst.« Denn das
Unterbewusstsein nimmt Verneinungen nicht an, sondern
registriert dann lediglich Angst. Auch manipulative Wünsche
haben dabei keinen Platz. Zum Beispiel: »Ich wünsche dir
eine schöne Hausgeburt/Wassergeburt«, denn möglicherweise
wünscht sich die Schwangere dies selber gar nicht. Deshalb
in der Formulierung einfach neutral bleiben: »Ich wünsche dir
eine wunderschöne Geburt, so wie es für dich stimmig ist.«

Diese Blessing Ways sollen ebenfalls die Verbundenheit zwischen den Frauen stärken. Das Wissen um die Heiligkeit der
Geburt soll weitergegeben werden. Frauen begegnen sich in
einem heiligen Kreis, um der Hochschwangeren Halt, Kraft,
Schutz und Mut mit auf den Weg zu geben für die bevorstehende Geburt. Es ist ein Segnen, ein Zelebrieren uralter Frauen-
weisheit, welches erhalten bleiben soll.

## Ritual für mentales Öffnen und Schließen

Wir Frauen müssen uns während der Geburt wirklich auf allen
Ebenen öffnen, damit das Baby in die Welt eintreten kann. Eine
solche Öffnung geschieht meist unbewusst und hält wohl noch
nach der Geburt an, da wir uns ja nicht bewusst wieder schließen. So, wie es für den Körper wichtig ist, sich auf die Geburt

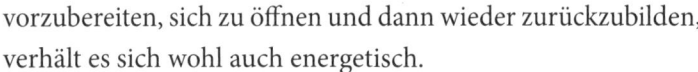 

vorzubereiten, sich zu öffnen und dann wieder zurückzubilden, verhält es sich wohl auch energetisch.

Wenn wir uns für die Geburt auch mental und seelisch vollkommen öffnen, müssen wir uns danach, wenn das Baby und die Plazenta geboren sind, auch auf dieser Ebene wieder schließen. Mir war dieser Gedanke nie gekommen, doch nun scheint er mir mehr als logisch. Bei der nächsten Geburt werde ich dies berücksichtigen und auch umsetzen. Ich bin mir sicher, dass dies Auswirkungen haben wird, wenn ich nach der Geburt bewusst die geöffneten energetischen Geburtskanäle schließe.

Wie kann ich mich denn für die Geburt mental öffnen und danach wieder schließen?

Du kannst einfach mit einem entsprechenden Trigger einen ganz bewussten Impuls setzen oder gar ein richtiges Ritual daraus machen. Als Beispiel könntest du vor der unmittelbaren Geburt, nachdem der Raum physisch und energetisch vorbereitet ist, eine »Öffnungskerze« anzünden. Sie soll die Öffnung symbolisieren, und das Anzünden gibt den Weg frei. Du setzt damit für dich und das Universum ein klares Zeichen, dass du nun bereit bist, das Baby zu gebären und dich dafür auf allen Ebenen zu öffnen. Was auch immer du für ein Ritual verwendest, wichtig ist dabei die Intensität der Gedanken und Gefühle. Je stärker und klarer diese sind, je klarer deine Absicht und dein Wille, desto klarer und intensiver wird das Resultat sein.

Nach der Geburt von Baby und Plazenta oder auch später kannst du diese Kerze mit der Absicht ausblasen, die Geburtskanäle wieder zu schließen und in den geborgenen Raum des Wochenbettes einzutauchen. Du könntest die Kerze ebenso abbrennen lassen mit dem Impuls und deiner Absicht, dass sich die Kanäle danach von selber schließen. Werde kreativ, benutze Worte, Kerzen, Kristalle, Gebet, Niederschrift, Gesang, Tanz, was auch immer, für das Ritual. Finde selber dein persönliches Öffnen und Schließen für die Geburt.

## Training für den Damm und drumherum

Bereits in der ersten Schwangerschaft habe ich mich selbst körperlich auf die Geburt gut vorbereitet, sodass ich keinen Dammriss erlitt. Bei allen folgenden Schwangerschaften begann ich ebenfalls spätestens in der vierunddreißigsten Schwangerschaftswoche mit der Vorbereitung. Ich trank täglich ein bis zwei Tassen Himbeerblättertee, um die Muskulatur des Beckens aufzulockern. Ich mischte die Himbeerblätter auch in den Schwangerschaftstee, den ich bereits vorher schon regelmäßig getrunken hatte.

Ich begann auch in dieser Woche mit der Dammmassage und dem Epi-No. Die Dammmassage ist geläufig und wird oft angewandt. Dazu benötigst du naturbelassenes Öl (Mandelöl, Weizenkeimöl o. Ä.) und massierst dieses mit leichtem Druck in Richtung Damm. Dieser wird durch die tägliche Massage von ein paar Minuten geschmeidig und dehnbarer. Es ist eine gute Vorbereitung für den anschließenden Gebrauch des Epi-Nos. Das Epi-No ist eine Art aufblasbarer Ballon, der in die Scheide eingeführt wird. Man kann ihn aufpumpen, der individuellen Größe anpassen und mit der Zeit die Größe steigern. Beim langsamen Herausgleiten wird der Damm somit nach und nach an die extreme Dehnung während der Geburt gewöhnt. Die Chance, dass dadurch der Damm bei der Geburt

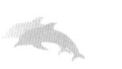 

intakt bleibt, erhöht sich maßgeblich. Bei mir hat es sehr gut funktioniert, und ich hatte bei allen Geburten keine Verletzungen. Vor der Übung mit dem Epi-No habe ich jeweils ein Heublumen-Sitzbad genommen oder die Dammmassage angewandt. Während der Übung hörte ich meist die Hypnobirthing-CD und stellte mir vor, wie es ist, das Baby ganz sanft zu gebären. Ich kombinierte dies mit verschiedenen Hilfsmitteln, damit mein Unterbewusstsein darauf reagiert, während der Geburt zu entspannen und die letzte Phase, das Gebären des Köpfchens, als angenehm zu empfinden. Dies konnte ich besonders bei der Alleingeburt von Anael wunderbar umsetzen.

## Schwanger mit Anael – Umzug auf die Alm

Als ich mit Anael schwanger wurde, wohnten wir noch in einer eleganten Parterrewohnung mit Gartenanteil. Sie lag etwas erhöht auf einem Hügel, inmitten eines Dorfes. Wir hatten es uns dort drei Jahre lang gemütlich gemacht. Für uns eher ungewöhnlich lange, da wir oft umziehen. Doch mit der Schwangerschaft kam bei mir auch stark der Wunsch auf, raus aus dieser Wohnung und in ein Haus mit größerem Garten zu ziehen. Ich wollte mehr Privatsphäre, mehr Natur rund um die eigenen vier Wände. Deshalb zogen wir zu Beginn der Schwangerschaft in ein schönes Haus in einem ruhigen Quartier in Seenähe. Wir haben uns da eigentlich ganz wohl gefühlt. Trotzdem spürte ich innerlich einen starken Drang nach Veränderung, nach noch mehr Natur und Abgeschiedenheit. So kam es, dass wir nach sechs Monaten bereits wieder umzogen, diesmal auf eine kleine Alm in der Innerschweiz. Das Almhaus hatte sehr viel Charme, wurde Jahre zuvor liebevoll von den Besitzern umgebaut und renoviert. Wir hatten gleich die Kühe vor dem Fenster, einen kleinen Garten nur für uns und absolut keine Nachbarhäuser in Sichtweite. Die Zufahrt war nur in den Sommermonaten möglich, bei Schnee mussten wir zu Fuß zum Haus hochwandern. Ohne Babybauch dauerte dies etwa fünfzehn Minuten, mit wachsendem Bauch jedoch wesentlich länger, und ich musste jeweils einige Pausen einlegen. Ich gebe zu, nicht immer war dies so ganz idyllisch. Ich erinnere mich an eine Szene, als ich mit dem Neugeborenen im Tragetuch umgebunden, links und rechts in den Händen je eine unhandliche, sperrige Katzenkiste schleppte, daneben Leonie und Elyah den Hügel runterkommandierte, die tapfer durch den Schnee stapften, um zwei unserer Katzen zum Tierarzt zu bringen. Wenn ich heute daran denke, kann ich natürlich darüber lachen.

Trotzdem war dieses Haus ein Ort, den wir liebten, an dem wir uns so richtig wohlfühlten. Wir genossen die Abgeschiedenheit und diese Freiheit, einfach tun und lassen zu können, was wir wollten, in vollen Zügen! Es war der erste Ort, wo wir das Gefühl hatten, bei uns selbst angekommen zu sein. Wir hatten draußen in der Wiese eine große Feuerstelle, nicht für Barbecues, sondern um Feste zu zelebrieren, zu trommeln, Mutter Erde nahezukommen.

Noch etwas fiel mir ganz markant auf. Ungestört von Elektrosmog durch Nachbarn, Mikrowellen, Stromleitungen, Handymasten etc., empfanden wir erstmals eine ganz besondere Ruhe. Kein Summen und Brummen, weder im Innern noch im Außen. Einfach Stille. Wir konnten dadurch selber energe-

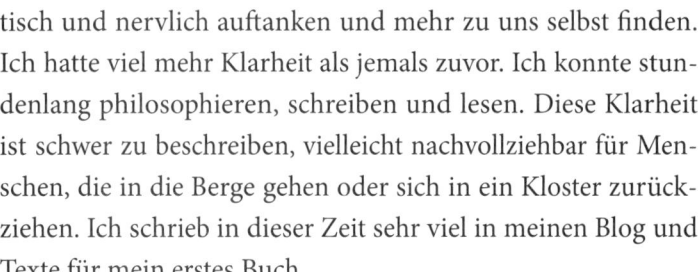

tisch und nervlich auftanken und mehr zu uns selbst finden. Ich hatte viel mehr Klarheit als jemals zuvor. Ich konnte stundenlang philosophieren, schreiben und lesen. Diese Klarheit ist schwer zu beschreiben, vielleicht nachvollziehbar für Menschen, die in die Berge gehen oder sich in ein Kloster zurückziehen. Ich schrieb in dieser Zeit sehr viel in meinen Blog und Texte für mein erstes Buch.

Auch bei Patrick fand eine markante innere Veränderung statt. Als wir einige Monate zuvor noch in der Wohnung lebten, war er einmal in der Badewanne kurz eingenickt. Im Halbschlaf bekam er die Botschaft übermittelt, auf eine schamanisch begleitete Visionssuche in Nordamerika zu gehen. Diese Eingebung war so stark, dass Patrick mir ganz aufgewühlt davon erzählte. Patrick und Schamanen? Ich konnte mir dies nicht so recht vorstellen, denn Jahre zuvor wollte ich ihn einmal zu einem Indianer- und Schamanenkongress nach Deutschland mitnehmen. Er hatte aber abgelehnt. Zu esoterisch, meinte er. Und nun das? Es dauerte einige Zeit, bis er diese Botschaft verdaut hatte, und es verging nochmals ein Jahr, bis er sie tatsächlich umsetzte. Das einfache, abgeschiedene Leben auf der Alm, weg von jeglichem Trouble, gab ihm Kraft und Willen dazu.

Doch vorerst stand noch meine dritte Schwangerschaft im Vordergrund.

Ich genoss diese Zeit sehr, wie die beiden Schwangerschaften zuvor ebenfalls. Hier auf »meiner Alm« hatte ich mein Plätzchen gefunden. Ich war oftmals im Garten, liebte es, mit den Händen in der Erde zu graben, Blumen und Gemüse zu pflanzen und mich an ihrem Gedeihen zu erfreuen. Uns wurde auch so richtig bewusst, welcher Unterschied es ist, wenn man eigene biologisch angebaute Nahrung verzehrt und eigenes Quellwasser hat. Das Gemüse schmeckte ganz anders, die Salatblätter waren viel zarter. Viele der Gemüsepflanzen ließen wir auch einfach auswachsen. Ich fühlte, dass selbst Gemüse einen Drang hat, sich vollends zu entfalten bis hin zur Blüte. Ich freute mich über die riesigen Fenchelstängel und ihre Blüten. Kopfsalat, Rucola, alles wuchs in riesige Höhe und bildete wunderschöne, teils winzige Blumen. Selbst Kräuter wie Petersilie brachten Blüten hervor. Ich staunte und lachte über die Vollendung der Pflanzen in ihrem Wachstum. Anfang Juni stand ich ja selber in der Vollendung der Schwangerschaft mit Anael. Ich konnte es kaum erwarten. Die letzten Tage verbrachte ich auch oft am nahe gelegenen See. Hochschwanger war es eine Wohltat für mich, meine geschwollenen Füße im noch sehr frischen Wasser abzukühlen. Ich liebte es, über die nassen Steine zu gehen, dem Kommen und Gehen der Wellen zuzuschauen. Wellen, die mich schon bald während der Geburt begleiten würden.

GEBURTSBERICHT ANAEL<br>
Zweite Alleingeburt zu Hause, 10.Juli 2010

Ich hatte in den letzten Tage immer wieder Senkwehen, worüber ich mich freute, denn der Körper war offensichtlich schon fleißig am Arbeiten. Einerseits konnte ich die Geburt kaum erwarten, andererseits wollte ich noch einiges erledigen und nochmals so richtig ausgiebig schlafen vor der anstrengenden ersten Zeit mit dem Neugeborenen.

Meine Beine, insbesondere die Füße, waren durch Wassereinlagerungen aufgedunsen. Ich witzelte mit den Kindern über

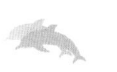 

meine »Froschfüße«. Besonders stark war es, wenn ich wieder mal zu lange am PC saß und für meinen Blog schrieb. Mit mehr Ruhe und der Hilfe von Sanjeevini-Karten (Heilmethode) konnte ich die Symptome merklich verringern.

In der Nacht auf den 7. Juni 2010 wachte ich mit einem leichten Ziehen im Rücken auf. Ich ging einmal auf die Toilette. Da bemerkte ich den etwas rötlichen Ausfluss und wusste, die Geburt nahte. Voller Vorfreude und Erwartung saß ich im Wohnzimmer, sprach mit meinem Baby und strich liebevoll über den Bauch. Entspannende Musik lief im Hintergrund. Eine unserer Katzen strich um meine Beine, und ich stand auf, um sie zu füttern. Danach ging ich zurück ins Wohnzimmer und beschäftigte mich mit etwas Banalem, ich legte Wäsche zusammen. Das Ziehen kam und ging sehr unregelmäßig, war ganz leicht. Elyah wurde wach, und so kuschelte ich mich nochmals ins Bett neben ihn. Wir schliefen beide bis 7.00 Uhr. Ich blinzelte verschlafen, das Ziehen war wieder weg. Ich schaute zum Fenster raus, der Himmel war etwas bedeckt. An diesem Morgen hatte ich das Gefühl, ich sei nun innerlich bereit, mein Baby im Bauch loszulassen, zur Welt zu bringen und auf Erden willkommen zu heißen. Die Geburt ist ja auch gleichzeitig ein Abschied von der Schwangerschaft, die ich so liebte. Mir fiel es im Leben bisher meist schwer, auf irgendeine Weise von jemandem oder von etwas Abschied zu nehmen. Umso mehr freute ich mich nun über dieses starke Gefühl, nun endlich so weit zu sein und das Baby in die Welt entlassen zu können. Raus aus dem kleinen Paradies, hinein in den Abenteuerspielplatz.

Ich nahm bewusst den ganzen Tag nur wenig gesunde und leichte Nahrung zu mir. Ich wusste diesmal sehr genau, dass ein fast leerer Magen die Geburtsarbeit und das Durchkommen des Babys wesentlich erleichtert. Ich bekam leichten Durchfall und war damit zufrieden, er räumte auf und schaffte Platz für die Geburt. Da es den ganzen Tag immer wieder leicht regnete, verbrachten wir die meiste Zeit drinnen im Haus. Nur am Nachmittag, als die Sonne sich ein wenig blicken ließ, wanderte ich mit Leonie und Elyah zusammen auf dem Kiesweg den Hügel hinunter zu unserem Briefkasten, der sich im Stall des nächsten Bauern befand. Ich kam nur langsam voran, spürte durch die Bewegung und Anstrengung vermehrt wieder ein Ziehen. Den Hügel wieder hinaufzugehen war die größere Herausforderung. Gerade bis zur ersten Biegung war der Weg sehr steil, ich kam richtig außer Puste. Langsam und schnaufend, meinen dicken Bauch vor mich herschiebend, watschelte ich wieder nach oben und legte zwischendurch eine Pause ein. Ich saß auf einem Stein, streckte die Beine und rollte mein T-Shirt etwas hoch, damit mein Baby auch etwas von der Sonne hätte. Die Wärme der Sonnenstrahlen tat mir gut. Leonie und Elyah spielten mit Steinchen in einem kleinen Bach, der sich durch die Wiese schlängelte. Unser Vermieter kam wie immer einmal am Tag mit dem Mountainbike fröhlich pfeifend den Weg hinauf, um nach seinen Kühen zu sehen. Ich glaube, er ist der glücklichste Mensch, der mir je begegnet ist. Immer zufrieden, immer ein Lächeln im Gesicht, ein einfacher Bauer, der sein Land und seine Tiere mit viel Liebe und Hingabe hegt und pflegt. So freute ich mich natürlich, ihn zu sehen. Er betrachtete lachend meinen großen Bauch und fragte, ob es denn nun bald so weit sei. Ich zuckte mit den Achseln und meinte nur, kann sein, kann aber auch nicht sein. Bei natürlichen Ge-

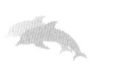 

burten weiß man das nie so genau. Wir gingen wieder zurück zum Haus. Das Ziehen wurde gegen Abend immer kräftiger. Langsam wurde ich unruhig und fragte mich, wann Patrick nach Hause kommen würde. Er sollte nochmals den Kachelofen anheizen, denn ich hatte keine Lust mehr, selber Holz zu holen aus unserer Scheune. Der Geburtspool musste auch nochmals aufgeblasen werden, außerdem brauchte ich langsam, aber sicher meine Ruhe. Endlich kam Patrick um 20.00 Uhr von der Arbeit nach Hause. Die Wellen kamen mittlerweile etwa alle acht Minuten.

Patrick kümmerte sich auch sofort um den Pool und machte Feuer. Eine Geburt ist ein sensibler, heiliger Akt. Um dem auch Ausdruck zu verleihen, haben wir entsprechend den Raum vorbereitet, Kerzen angezündet, Duftlampen gefüllt, und Patrick legte mir die speziellen Geburtsöle bereit. Der Geburtspool stand in unserem riesigen Badezimmer. Alles war schön ausgestattet mit Muscheln, Kristallen, Amulett und Kerzenlicht. Leonie hatte mir am Nachmittag noch speziell für die Geburt und das kommende Geschwisterchen ein Blumensträußchen gepflückt. Die Blumen lächelten mich förmlich an, und ich lächelte zurück. Ich war bereit, unser Baby zu gebären.

Zuerst setzte ich mich noch kurze Zeit in unsere große Heilpyramide, die wir im Nebenzimmer aufgestellt hatten. Ich wollte schauen, ob sich die Wellen darin verändern würden. Sie fühlten sich nur wenig besser an. Da mein Bedürfnis nach Wasser und Wärme stärker war, ging ich zurück ins Badezimmer und füllte den Geburtspool. Wenn eine Welle kam, atmete ich tief und langsam ein und aus. Erst jetzt wurde mir wieder klar, wie lange es dauert, so einen Pool zu füllen. Eigentlich nicht so lange, doch während der Geburt fühlt sich alles als Ewigkeit an. Inzwischen brachte Patrick Leonie und Elyah ins Bett. Endlich war der Pool gefüllt, und ich ließ mich mit einem Wohlgefühl ins warme Wasser sinken. Das tat gut, vor allem im Kreuzbereich linderte das warme Wasser den Druck der Wellen. Als ich mich jedoch hinkniete, war das Wasser zu niedrig und bedeckte gerade nicht diesen sensiblen Bereich des Rückens. Ich überlegte nur kurz, ging aus dem Pool raus und füllte Wasser nach. Dann ließ ich mich wieder ins wohlig warme Wasser sinken.

Die Wellen wurden kräftiger, und ich spürte nun, dass ich tatsächlich unter der Geburt war und es sich nicht bloß um Senkwehen handelte. Ich nahm die Entspannungsmusik aus dem CD-Player und legte dafür die englische Hypnobirthing-CD ein. Im Hintergrund erklang die entspannende Stimme von Magie Mongan, die mir bereits so vertraut war. Habe ich sie mir doch so oft während der Schwangerschaft angehört und den Entspannungsübungen gelauscht. Bereits Elyah kam damit zur Welt. Durch das viele Üben glitt ich nun beim Anhören der CD sogleich in den gewünschten Entspannungs-zustand. Ich ließ meinen Blick hinüber zur Uhr schweifen, sie zeigte bereits etwas nach 21.00 Uhr. Genau an diesem Tag war der Geburtstag meiner Tante und ebenfalls meines Neffen. Ich dachte darüber nach, dass es wirklich ein großer Zufall wäre, wenn unser Baby auch noch heute zur Welt kommen würde. Doch anhand der Zeit und meiner immer noch sehr angenehmen leichten Wellen dachte ich nicht daran, dass es noch vor Mitternacht so weit sein könnte. Wie ich mich doch täuschte!

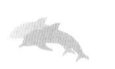 

Ich saß gemütlich im Pool, war vollkommen gelöst und entspannt und atmete jedes Mal tief und langsam bis in den Bauchraum. Auch atmete ich ganz bewusst langsam und intensiv aus. Der Abend kam, und es dämmerte bereits. Das Fenster war etwas geöffnet, und die kühle Abendluft strömte herein, eine angenehme Brise. Ich hörte von draußen die Kuhglocken läuten und das stete Zirpen der Grillen. Um meine untere Körperhälfte zu entspannen, hielt ich mich mit der einen Hand am Fenster fest und ließ mich hängen. In der anderen Hand hielt ich spezielle Heilsteine für die Geburt, drei wunderschöne Aprikosenachate und einen roten Jaspis. Wie friedlich war es, auf der Alm bei Kerzenlicht im warmen Pool zu liegen und die Wellen zu beatmen. Bei Elyahs Geburt genoss ich die Gemütlichkeit des Alleinseins, des Atmens und des Hingebens. Bei dieser Geburt fühlte es sich jedoch anders an. Ich wollte aus irgendeinem Grund, dass es nun endlich vorwärts geht. Ich spürte eine innere Ungeduld. Die Energie war anders. Im Nachhinein sehe ich da genau die Energien, welche die Kinder mit sich brachten. Elyah mit Sternzeichen Stier ist ein absoluter Genießer und kann sich stundenlang in Ruhe mit etwas beschäftigen. Genauso empfand ich damals seine Geburt. Anael hingegen mit Sternzeichen Zwilling bringt sehr viel Feuer und Aktivität mit sich, kann kaum still sitzen. Genauso fühlte ich mich auch bei seiner Geburt. Ich konnte ebenfalls nicht länger still sitzen und warten, ich wollte mein Baby schon bald in den Händen halten. Ich hängte mich nochmals so richtig an den Fenstergriff, die Wellen wurden sofort sehr kräftig. Dies nahm ich als Zeichen, dass es vielleicht doch schon so weit war, das Baby sanft runterzuatmen, obwohl ich noch gar nicht

lange im Pool saß. Die Wellen waren immer noch gut zu beatmen, solange ich bewusst und ganz konzentriert in der langsamen Tiefenatmung atmete und auch während der Pausen
zwischen den Wellen damit fortfuhr. Ich »surfte« sozusagen
auf diesen Wellen, ging mit und visualisierte gleichzeitig, dass
ich ganz weit offen bin und das Baby spiralförmig seinen Weg
nach draußen findet. Ich atmete ganz intensiv aus, atmete
mein Baby hinunter. Da spürte ich bereits ein Dehnen und
Sichweiten im Geburtskanal. Zwei Wellen später wollte ich
wissen, ob tatsächlich schon etwas zu ertasten war, und fühlte
mit den Fingern in die Vagina. Und tatsächlich, da war etwas!
Klein und glibberig, vielleicht die Fruchtblase oder ein Fuß?
Die Wellen wurden noch stärker, nicht unangenehmer, nicht
schmerzhafter, mehr wie ein unglaubliches Druckgefühl. Mit
der nächsten Welle rutschte Anael ganz hinunter, und ich
konnte bereits das Köpfchen in mir drin spüren. Was für ein
Glücksgefühl! Ich war so euphorisch und konnte es immer
noch kaum glauben. Ich atmete ganz tief aus, schützte dabei
mit den Händen meinen Damm, und der Kopf des Babys schob
sich ganz langsam nach draußen. Vor lauter Freude brach ich
noch während dieser Urwelle und Durchtrittsphase in schal-
lendes Gelächter aus, ich konnte gar nicht anders und auch
nicht damit aufhören. Es war 22.23 Uhr, der Kopf war geboren,
und ich lachte aus vollem Herzen. Eine unglaubliche Freude!
Im Schein der Kerzen konnte ich nicht viel erkennen. Deshalb
tastete ich mit den Händen nach unserem Baby. Das Köpfchen
fühlte sich so samtweich an, ich spürte die winzigen Ohren.
Ich war überwältigt, voller Glück und Dankbarkeit über dieses
zarte Wesen! Eine Minute später kam die letzte Welle, und

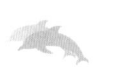 

Anael wurde um 22.24 Uhr vollständig geboren. Nur ein-einhalb Stunden aktive Geburt im Pool! Nie hätte ich gedacht, dass es so schnell gehen würde und Anael tatsächlich noch an diesem Tag das Licht der Welt erblickt.

Die Zeit stand still in diesem einzigartigen magischen Moment. Sanft nahm ich ihn aus dem Wasser und hielt ihn an mich gekuschelt im Arm. Das ist Geburt in seiner ganzen Pracht und Erhabenheit. Das ist pures Glück. Patrick hörte mein Lachen und kam ins Badezimmer, gerade rechtzeitig, um unser Baby gemeinsam zu bewundern. Als wir Anael näher betrachteten, mussten wir beide lachen, es war ein Junge. Dem Gefühl nach hatten wir mit einem Mädchen gerechnet und lagen damit das erste Mal falsch im Erraten des Geschlechtes. Wir freuten uns riesig über unser gesundes Kind und waren dankbar für diese einfache, wunderschöne Geburt. Was für ein Privileg, in solch schöner Weise gebären zu können und geboren zu werden. Ein wundervoller Start ins Leben!

Erst blieb Anael ganz ruhig noch eine Weile mit mir im Geburtspool im warmen Wasser. Sobald er anfing zu weinen, stieg ich mit Patricks Hilfe aus dem Pool. Ich wickelte mich mit Anael in ein warmes Tuch und legte mich im Schlafzimmer ins kuschelige Bett. Ich genoss es sehr, in meinem eigenen Bett zu liegen, in unserem Häuschen, und fühlte mich rundum geborgen. Anael lag neben mir unter der warmen Decke und saugte zufrieden an der Brust. Kurze Zeit später war er bereits eingeschlafen. Nach einer Stunde wollte ich sehen, ob die Plazenta rauskommen wollte. Doch es tat sich noch nichts, es war noch nicht der richtige Zeitpunkt. Ich legte mich wieder hin zu Anael und döste weiter. Im Krankenhaus wäre das nicht denkbar gewesen, da wäre ich schon längst operiert worden, einfach aus Angst vor Komplikationen. Doch ich hatte weder starke Blutungen, noch war sonst etwas auffällig. Anael und mir ging es wunderbar, und ich fühlte mich pudelwohl. Ich wusste ja von Elyahs Geburt, dass die Plazenta durchaus auf sich warten lässt. Nun waren es eben ein paar Stunden. Etwa 2.00 Uhr morgens wurde ich erneut wach. Ich ging in die Hocke und drückte nur ganz sanft auf den Bauch. Nichts geschah. Da wir auch bei Anael die Lotusgeburt wählten, war er ebenfalls noch über die Nabelschnur mit der Plazenta verbunden, was nun so in der Hocke etwas umständlich war. Mir kam der Tipp meiner Schwester in den Sinn. Ich hatte noch am Nachmittag mit ihr telefoniert, und als Hebamme gab sie mir noch den Ratschlag mit dem »Pusten«, als hätte sie eine Vorahnung gehabt. Ich pustete also zweimal sehr kräftig in meine Hand, und schon glitt die Plazenta ohne Probleme heraus. Ich legte sie in eine Schüssel mit Sieb und war erleichtert. Jetzt begann das Wochenbett, Kuschelzeit pur!

## Baby und ich – im Wochenbett das Liebesband stärken

Die Zeit des Wochenbettes ist eine meiner liebsten. Wie in einem Kokon, umsorgt und umhüllt, die Energie und den Duft der Geburt noch wahrnehmbar, ist es eine wundervolle Zeit, das Baby kennenzulernen und die Verbundenheit als neu geformte Familie zu festigen. Die Nähe zum Baby genießen,

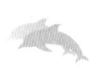 

neben deinem Kind schlafen, es stillen, liebevoll umarmen, ihm etwas vorsingen – all das sind Dinge, die ich als Mutter tun kann, damit Liebe fließt, damit dieses Liebesband stark und kräftig ist.

Bei unserem vierten Kind habe ich oftmals abends beim Einschlafstillen, wenn alles ruhig und friedlich war, wenn die Hektik des Alltages langsam verblasste, mir ihr Gesichtchen angesehen und mir bildlich vorgestellt, dass eine Wolke aus Liebe von mir zu ihr hinübergleitet und sie ganz umhüllt. Danach habe ich diese Liebeswolke zu allen anderen Kindern geschickt. Später wurde mir bewusst, dass ich sie auch zu meinem Mann und schließlich wieder zurück zu mir selber senden kann. So sind in diesem Moment alle in Liebe verbunden. Wenn ich daran denke, mache ich das heute noch so. Dies gibt mir selber immer wieder sehr viel inneren Frieden.

## Pilgern und ein Baum – Willkommensritual für Anael

Als Anael das Licht der Welt erblickte, machte sich Ramon, sein Pate, auf zu einer besonderen Reise. Seine Absicht war, zu Fuß von seinem Wohnort im Kanton Bern bis zu uns auf die Alm im Kanton Schwyz zu pilgern. Eine Reise im Innen wie im Außen hin zu seinem Patenkind. Als besonderes Zeichen der Verbundenheit, der Ehre und des Willkommenheißens. Mit Rucksack und Schlafsack lief er Stunde um Stunde, trotzte dem Regen, der genau in diesen Tagen unbarmherzig niederprasselte, und wärmte sich nachts im Wald am Feuer, wenn die

Kleider klamm und kalt waren. Eine außergewöhnliche Reise, passend zur außergewöhnlichen Geburt, fern ab von irgendwelchen Normen. Lediglich eine einzige Wegstrecke mit dem Schiff, ansonsten brachten ihn seine eigenen Füße zu uns.

Nach mehreren Tagen war es denn endlich so weit. Wir konnten ihn in die Arme schließen, und er strahlte wiederum Anael an, den er das erste Mal sah.

Um die Geburt gemeinsam zu feiern und Anael auf Erden willkommen zu heißen, luden wir noch weitere Familienmitglieder dazu ein.

Da wir keiner Religion angehören, gibt es bei unseren Kindern keine Taufe. Wir begrüßen das Baby auf andere Weise, indem wir als Dank an Mutter Erde für die einfache Geburt und das gesunde Kind jeweils einen Baum pflanzen. Auch bei Anael war dies der Höhepunkt dieser Feier. Bevor wir den Baum in die Erde setzten, gaben wir seine Plazenta, die wir dazu gekühlt aufbewahrt hatten, als Erstes in die Erde, zusammen mit Blumen und Kräutern. Ein uraltes Ritual. Danach folgte der Aprikosenbaum. Es wurde gesungen, gelacht, und Patrick hielt eine feierliche Ansprache. Darauf folgten Speisen und Trank. Sei willkommen, neuer Erdenbürger!

## Danken

Eigentlich sollten wir dankbar sein für alle Erfahrungen, die wir machen, denn sie lassen uns wachsen. Nur fällt es uns wesentlich leichter, wenn es sich um etwas Schönes handelt. Für das Geschenk, meine so freudvolle, wundervolle Alleingeburt von Anael, haben wir uns mit dem Pflanzen des Baumes

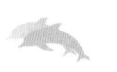 

bedankt. Doch ich bedanke mich für solche Erfahrungsschätze auch ganz einfach in Gedanken. Manche machen dies vielleicht in Form eines Gebetes. Bei mir sind es einfach schlichte Worte des Dankes, gerichtet an die Urquelle des Lebens.

*»Danke, dass ich diese Erfahrung machen durfte, danke aus tiefstem Herzen.«*

## Mit Bauch und danach – Zärtlichkeit, Lust und Liebe

Die Wandlung von der Paarbeziehung zur Familie und Elternsein bringt immer auch eine Wandlung der Sexualität des Paares mit sich. Vorher standen zwei Menschen im Mittelpunkt des Geschehens, dann sind es auf einmal drei oder mehr. Es ist besonders die Zeit nach der Geburt, in der sich alle neu finden und ihren Platz innerhalb der Familie einnehmen dürfen und müssen. Dies ist nicht immer einfach, manchmal eine Herausforderung, auch für Geschwister. Sie ist jedoch nicht zu umgehen.

Wenn die werdende Mutter ihre Schwangerschaft positiv erleben darf, auf körperlicher und seelischer Ebene, dann ist gerade dies eine sehr freudvolle, spielerische Phase, in der auch Sexualität durchaus seinen Platz haben darf. Gerade in der ersten Schwangerschaft ist es schön, diese Zeit nochmals so richtig gemeinsam zu genießen. Wenn Liebe machen, wie das Wort schon sagt, ein Sichverbinden in Liebe, Freude und Spaß ist, dann ist dies für beide Partner sehr bereichernd und erzeugt kreative, schöpferische Energie. Liebloser, achtloser Sex hingegen wäre weder für das Paar noch das Baby im Bauch ein energetisch positiver Akt.

Ich kann nur für mich sprechen, denn ich kenne natürlich auch einige Frauen, welche die Schwangerschaft nicht so positiv erleben durften. Ich liebe es, schwanger zu sein, genieße jeweils die Umstellung des Körpers, der ganz auf Wachstum und Aufbau ausgerichtet ist. Er wird umfangreicher und schwerer, doch gleichzeitig gewinnt er auch an Weichheit. Dies nahm ich besonders bei Haut und Haaren wahr. Alles steht im Zeichen des Frühlings, Wachstums, Strebens nach Größe, Aufblühens, des Werdens. Dieses Gefühl übertrug sich jeweils bei mir auch auf die Sexualität, und die Hormone taten ihr Bestes, dass ich während der Schwangerschaft sehr gerne auch diesen Teil auslebte, sofern es eben auch gerade zeitlich passte, was mit mehreren Kindern natürlich etwas schwieriger ist. Liebe machen ist auch eine sehr effektive natürliche Einleitung für die Geburt, die bei uns bestens funktioniert hatte.

Doch wie sieht es nach der Geburt aus? Der Körper verändert sich wieder um 180 Grad, Abbau, Rückbildung, Heilung und Rückzug stehen im Fokus. Der Körper gibt sehr viel und wird durch Stillen, Tragen des Babys und wenig Schlaf auch sehr beansprucht. Die Frau benötigt Zeit, körperlich wie auch emotional, um wieder in ihre Mitte zu finden. Die Natur hat es wohl so eingerichtet, dass die Hormone auch dafür sorgen, dass wir Frauen nicht gleich wieder schwanger werden, sondern uns erst um unseren jetzigen Nachwuchs kümmern. Ich kann nur sagen, dass ich diese Auswirkungen immer sehr markant wahrnahm. So, wie ich während der Schwangerschaft

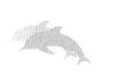 

offen war für sexuelle Kontakte, hatte ich in der ersten Stillzeit sehr wenig das Bedürfnis danach.

Es geht darum, auch in der Sexualität eine Form zu finden, die für beide stimmig ist. Mann und Frau haben oftmals da ganz unterschiedliche Bedürfnisse und Vorstellungen. Das war auch bei uns oft Thema und wird noch viel Beziehungsarbeit mit sich bringen.

Was ist das Problem? Bei uns äußerte sich dies so, dass ich mich vor allem körperlich von meinem Mann zurückzog. Einerseits fordert das Muttersein ja sehr viel, andererseits habe ich mich als Frau auch verändert. Das heißt, für mich ist die Gefühlsnähe, die Kommunikation mit dem Partner, das gegenseitige Verständnis und Interesse aneinander sehr wichtig geworden. Wenn ich spüre, dass es auf diesen Ebenen stimmig ist, so öffne ich meine »Schale« und habe selbst das Bedürfnis nach Nähe und körperlicher Vereinigung.

Im Alltag geschieht es hingegen sehr oft, dass die Männer durch ihre Vater- und Berufsrolle so vereinnahmt sind, dass auch sie eine »Schale« um sich tragen und der Fluss zwischen den Partnern gestört ist. Ich hatte dann jeweils das Gefühl, nicht wirklich an meinen Mann »ranzukommen«. Er war zwar physisch da, aber doch nicht da, weder bei mir noch bei den Kindern. Gleichzeitig vermisste er mich durch die fehlende Verbindung auf körperlicher, wie auch auf Gefühlsebene. Er verkroch sich vielleicht nach der Arbeit an den PC, und ich verkroch mich mit den Kindern in meine Welt. Wie kommt man da wieder raus?

Erst einmal sollte man sich darüber klar werden: Das Problem liegt nicht nur bei der Frau oder beim Mann. Für beide bedeutet es, einen Schritt auf das Gegenüber zuzugehen. Dies geschieht vielleicht langsam und mit Rückschlägen, das ist normal. Doch gebt nicht auf, werft das Handtuch nicht hin, sondern seht es als Chance, die Beziehung in einer neuen Form, einer neuen Tiefe zu erfahren.

Wir sind nun seit zweiundzwanzig Jahren zusammen, haben viele Höhen und Tiefen erlebt. Unsere Beziehung als Paar und Familie wächst und verändert sich laufend. Der Partner ist häufig der stärkste Spiegel, was für uns selber die größte Herausforderung darstellt. Schatten beim anderen sehen bedeutet, diese Schatten bei sich selber zu suchen. Beispielsweise vermisst der eine Partner körperliche Nähe, vielleicht fehlt aber gerade dem anderen Partner emotionale oder kommunikative Nähe. Wenn wir solche Schatten erkennen, können wir auch darüber sprechen. Jeder kann für sich seinen Teil lösen und dem Partner einen Schritt entgegengehen. Es lohnt sich wirklich!

Es ist eine Illusion, die Paarbeziehung im gleichen Stil weiterführen zu können, wenn Kinder dazukommen. Oft leben Paare eine Lebensform, in der ein Kind gar keinen Platz hat. Wenn wir uns von Herzen für ein Kind entscheiden, dann müssen wir zuerst Raum und Platz schaffen und unser Leben umstellen. Wem die eigenen Aktivitäten, vielleicht die Karriere oder der Lebensstandard, wichtiger sind und wer für eine Veränderung nicht offen ist, sollte sich überlegen, ob er sein Leben nicht besser ohne Kinder gestaltet.

Ich bin unendlich dankbar für unsere Kinder und schätze die Veränderungen sehr, die sie in unser Leben gebracht haben. Sie halfen uns in großem Maße zu dem zu werden, was wir heute sind.

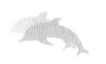 

# Patricks Reisen in die Anderswelt

Die Babyzeit mit Anael war wie erwartet auch wieder sehr entspannt. Was nicht heißen soll, dass sie nicht auch anstrengend war. Natürlich braucht ein Baby gerade im ersten Lebensjahr sehr viel Zuwendung und Präsenz, dies wird häufig unterschätzt. Es ist vielmehr die Art und Weise, wie ich diese Zeit erlebte. Größtenteils harmonisch und verbunden mit Lachen und Freude, obwohl Anael bis jetzt das größte Energiebündel von allen Kindern war und er aktive Bewegung im Tragetuch liebte. Dies hat mit dem Energiehaushalt von Babys zu tun. Dadurch, dass sie noch nicht selber laufen und ihre überschüssige Energie über die Füße mit direktem Kontakt zur Erde in diese ableiten können, sind sie darauf angewiesen, diese Energie über uns als tragende Person abgeben zu können. Und Anael hatte Energie für mindestens fünf weitere Kinder – die hat er heute noch. In der Sommerzeit packte ich ihn deshalb oft ins Tragetuch oder nahm ihn auf den Arm, lief barfuß durch den Garten, drehte da meine Runden, damit er zur Ruhe kam. Heute als Fünfjähriger hat er oft abends immer noch so viel Energieüberschuss, dass er selber im Haus seine Runden hin und her rennt, bis er seine innere Ruhe findet. Wie vielen Kindern geht dies wohl so?

Im Herbst 2010, Anael war damals gerade knapp fünf Monate alt, war es so weit für Patricks große Reise. Vor über einem Jahr hatte er die Botschaft erhalten, nach Nordamerika zu reisen und dort auf Visionssuche zu gehen. Nun war die Zeit gekommen, genau dies zu tun. Dazu legte er seinen Anzug und die Krawatte vorerst in den Schrank und packte den Rucksack.

Mit wenigen Sachen flog er für ein paar Wochen alleine nach Nord-und Südamerika, ein Weg ins Unbekannte und der Beginn einer wunderschönen Wandlung. Was er da erlebte, wäre ein eigenes Buch wert. Patrick traf auf einen indianischen Schamanen, der ihn zu einer Visionssuche in der Wüste Arizonas anleitete. Tage und Nächte alleine in der Wildnis, begleitet von heulenden Kojoten unter funkelndem Sternenhimmel. Er fand zu Weisheiten, Fragen und Antworten, die sein weiteres Leben umkrempelten. Danach folgte die Weiterreise nach Südamerika, Besuche alter Tempelanlagen und Zeremonialplätzen in Peru.

Als ich zusammen mit den Kindern Patrick vom Flughafen abholte, sah ich seine Wandlung zuerst im veränderten Gesichtsausdruck. Er wirkte, als sei er endlich bei sich selber angekommen und hätte einen wichtigen Teil seines Selbst wiederentdeckt.

Folglich gaben die Reise und Visionssuche den Anstoß für Patrick, eine intensive schamanische Ausbildung zu starten, die sich über zwei Jahre hinzog. Der Beginn von Hunderten von Reisen in die Anders- und Mittelwelt, wie man die Welten hinter dem Sichtbaren im Schamanismus auch nennt.

Patricks schamanische Ausbildung und seine mittlerweile selbstverständlichen Reisen in diese Anderswelt hatten wiederum Auswirkungen auf mein Leben. Für mich war es einerseits überaus praktisch, sozusagen einen »Schamanen« zu Hause zu haben und um Rat fragen zu können bei Dingen, die sich dem gewöhnlich Sichtbaren entzogen oder wenn ganz konkret Heilung in irgendeinem Bereich nötig war. Was ich teils intuitiv spürte, teils auch nicht wahrnahm, konnte er überprüfen

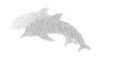 

und sah Wesen, die ich nicht sehen konnte. Daraus entstanden manchmal lustige Situationen. Ich konnte beispielsweise ganz vertieft in unserem Garten eine Steinmauer anlegen und Blumenzwiebeln setzen. Da meinte Patrick plötzlich, ich hätte Besuch. Als ich mich umdrehte, sah ich natürlich nichts. Er lachte und erklärte mir, dass ein paar neugierige Wesen aus dem angrenzenden Wald gekommen seien und mir dabei zusehen, was ich mache. Das klingt für einige, die gar nichts mit diesen Bereichen zu tun haben, vielleicht ganz fantastisch. Wir haben uns allerdings schon lange daran gewöhnt. Denn die unterschiedlichsten Wesen sind ohnehin da und teilen den gleichen Lebensraum, lediglich auf einer anderen Frequenz. Ob wir dies nun wahrnehmen oder nicht. Manche wie ich spüren eher intuitiv, wenn jemand oder etwas sich dazugesellt. Andere sehen oder riechen etwas. Diese verfeinerten Sinne sind bei allen Menschen vorhanden, jedoch unterschiedlich bis kaum ausgeprägt. Manchmal ist dafür auch ein Sicherinnern oder ein Wiederentdecken, wie es bei Patrick der Fall war, notwendig.

# TEIL III

# Spirituelle Dimensionen von Zeugung, Geburt und Schwangerschaft

Wenn ich mir unsere Gesellschaft von heute ansehe, dann ist es leider mehr als offensichtlich, dass wir in vielen Bereichen des Lebens einen Weg eingeschlagen haben, der in eine Sackgasse führt. Wie können wir als Spezies Mensch mit solch einer Ignoranz anderen Lebewesen begegnen und unseren eigenen Planeten mit sämtlichen Ressourcen dermaßen ausbeuten und verschmutzen? Wir befinden uns am Rande eines Abgrundes der Selbstzerstörung, den wir mit einer Brücke, einem neuen Weg, überwinden können und müssen. Das System, in dem wir zurzeit leben, ist ausgerichtet auf Kontrolle, Macht und Profit einer Minderheit auf Kosten der Mehrheit der Menschen und der Natur. Als sogenannte moderne Menschen führen so viele ein Leben in sinnlosem Konsum, abgestumpft und desinteressiert, was rundherum eigentlich vor sich geht. Das Fernsehen lullt uns gekonnt mit immer sinnloserem Müll ein. Leben wir, teils mehr, teils weniger, nicht ein Leben als moderne

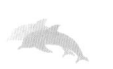 

Sklaven? Unterwerfen uns einem System, das uns ganz gerne in dieser Abhängigkeit und Unselbständigkeit hält und der wahren Natur des Menschen so überhaupt nicht entspricht! Wie kommt das? Wie ist es möglich, die große Masse von Menschen so leicht in dieser trügerischen Gefangenschaft zu halten, ohne dass sie überhaupt merkt, was für ein Spiel gespielt wird? Warum gibt es so viele Menschen mit Burn-out? Welche innere Leere ist da präsent? Weshalb sind gerade in unseren Ländern, die eine hohe Dichte an Abschlüssen mit akademischen Ausbildungen vorweisen, so viele Jugendliche ohne Perspektiven, ohne Ziele und Lebenswillen?

## Unsere Prägungen und sensiblen Phasen

Schauen wir uns einmal unsere eigenen Prägungen genauer an. Sie entstehen in den verschiedenen Phasen des Lebens, wobei die Geburt eine zentrale Rolle einnimmt. Doch beginnen wir zunächst mit den Prägungen der Jugendlichen und Kindern.

### Lernen aus Freude – ein natürliches Interesse

Eine der wichtigsten Prägungen geschieht durch die staatliche Schule, denn immerhin verbringt ein Mensch hierzulande den größten Teil seiner Kindheit, also mindestens neun Jahre, in den fast ausschließlich geschlossenen Räumen auf der Schulbank. Ist es natürlich, zwanzig gleichaltrige Kinder stundenlang in einem Raum zusammenzupferchen, um ihnen Wissen zu vermitteln, das irgendwer irgendwann als richtig und sinnvoll definiert hat? Die Kinder lernen nicht aus eigenem Wissensdurst und Antrieb, aus dem Bezug des Alltages heraus, sondern müssen zwangsläufig theoretisches Wissen runterschlingen und für die Prüfungen wieder hervorwürgen, um in ein Notensystem zu passen. Was ist mit der natürlichen Freude am Lernen? Was ist mit den individuellen Lernfenstern eines jeden Menschen? Offensichtlich ist dieses Bildungssystem nicht gemacht, um denkende und handelnde Menschen hervorzubringen. Dazu werden andere Wege benötigt, und diese gibt es glücklicherweise nach wie vor. Man muss sie nur suchen und den Mut haben, seinen Weg zu gehen. Wir haben uns nach vielen Überlegungen und Prüfen von alternativen Schulen für den Weg des Homeschoolings beziehungsweise Unschoolings entschieden, einen Weg des freien Lernens.

Geht das denn, ist das nicht sehr umständlich? Es gibt natürlich viele Argumente gegen einen solchen Weg. Sozialisierung ist ein beliebtes Schlagwort. Dazu kann ich nur sagen, dass Kinder aus gutem Hause meist eine ganz gute Sozialisierung bereits haben und diese mit Eintritt in das Kindergarten- und Schulsystem eher verlieren. Kampf, Mobbing, »Bullying«, wie man heute so schön sagt, sind an der Tagesordnung. Weitere Argumente sind finanzielle Gründe oder gesetzliche Bestimmungen. Ich würde eher sagen, die wirklichen Gründe liegen in Unwissen, Angst und Bequemlichkeit. Wer sich mit der Thematik tatsächlich auseinandersetzt und auch intensiv nach Lösungen sucht, der wird fündig. Wir kennen einige Familien, die nach einem alternativen Weg zur öffentlichen Schule

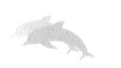 

gesucht haben. Nicht alle konnten oder wollten ihren Traum umsetzen. Doch die Eltern, welche wirklich nach Lösungen gesucht haben, fanden sie auch. Eine Familie ist dafür weggezogen und wohnt nun in der Nähe einer für sie passenden freien Schule. Auch wir sind mehrmals umgezogen und haben uns an einem Ort niedergelassen, an welchem häuslicher Unterricht gesetzlich erlaubt ist. Eine andere Familie konnte aus beruflichen Gründen nicht wegziehen, vom Gesetz her war da jedoch Homeschooling nicht möglich. Da sie nur über sehr begrenzte Mittel verfügte, kam eine Privatschule nicht infrage. Doch auch sie fand einen Weg, indem sie zusammen mit einer Lehrerin eine freie Schule gründete und dort nun auch mitarbeitet, um ihre Kosten zu senken. Wer offen ist für neue Ideen, der findet neue Wege, und manchmal ergeben sich dadurch die kreativsten Prozesse und Lebensformen.

Die Jahre der Kindheit und Jugend werden maßgeblich von der Art des Lernens und der Schule geprägt, deshalb lohnt es sich, den Mut zu haben, seinen Weg zu finden. Dieser ist weder schwarz noch weiß, sondern soll farbig sein und dem Kind vor allem eines bringen: Freude am Leben, Freude am Lernen, das Finden von Zielen. Bei mir selber wurde mir sehr bewusst, dass ich durch die Mühlen der Schule trotz IQ von 149, mit den Jahren lediglich eines manifestierte: schlechte Noten, Lernmüdigkeit, Frust und Ziellosigkeit. Erst jetzt, zusammen mit den Kindern, auch durch ihr freies Lernen und Erfahren, habe ich diese Lust am Lernen und Weiterbilden wieder so richtig entdeckt. Ich liebe es nun, in Themen vertieft einzutauchen und Ausbildungen in Bereichen zu machen, die mich tatsächlich interessieren. Dieses Spüren, was ich überhaupt möchte, was mir denn Freude bereitet, das musste ich erst wieder hervorholen, was innerhalb des Schulsystems verschüttet wurde.

In meinen Visionen sieht die Zukunft des Bildungsweges anders aus. Vielleicht wird es Lernstätten geben, die frei besucht werden können, von Jung und Alt, gleichgültig, auf welcher Bildungsstufe der wissensdurstige Mensch gerade steht. Ein Ort, ähnlich einer Bibliothek, nur dass anstelle von Büchern, Menschen und »Lernwelten« Übungsfelder bereitstehen, wo sich jeder nach Interesse und Fähigkeiten beliebig in eine Materie vertiefen kann. Frei, ohne Zwang oder Beurteilung, einfach den inneren Wissensdurst stillen und da eintauchen, wo es einen hinzieht. Ich glaube, unsere Wissenschaft würde nur profitieren, gäbe es ganz viele Freigeister, die unvoreingenommen, ohne Anbindung an und Abhängigkeit von Firmen und Lobbys kreativ Dinge erforschen würden, die ihrem inneren Drang entsprechen. Wie schnell würde sich wohl unser Weltbild verändern und erweitern.

Elyah interessiert sich im Moment sehr für Archäologie, besucht Kurse im Museum und saugt Informationen über Dinosaurier und Ausgrabungen regelrecht auf, nicht weil es zum Stundenplan eines Achtjährigen gehört, sondern weil ihn dies genauso fasziniert wie Breakdance, Graffiti oder Astronomie.

## Die Drei- bis Fünfjährigen – perfekte Nachahmer

Nun werde ich einen weiteren Schritt zurückgehen in den Prägungen der ersten Kindheitsjahre. Wie sieht es da aus? Gerade die Zeit von der Geburt bis zu drei oder auch fünf Jahren ist enorm wichtig, da sich die Kinder noch in einer Art

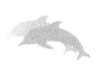 

Kokon befinden und den Alltag sehr familienbezogen erleben. Eltern und Geschwister oder andere permanente Bezugspersonen dienen als Vorbild. Verhaltensweisen und Muster werden übernommen und spiegeln uns oft klar und manchmal auch unerbittlich unser eigenes Handeln und die prägenden Einflüsse der Bezugswelt des Kindes wider. Ich habe die Erfahrung immer wieder gemacht, dass Kinder auf natürliche Weise, ohne Zwang zu ihrem eigenen richtigen Zeitpunkt immer mehr den Weg in die Selbstständigkeit gehen und darin hineinwachsen. Da wären wir erneut beim Thema der Lernfenster und sensiblen Phasen. Wenn wir diese nutzen, wenn sie offen sind, erübrigt sich ein mühsames Erlernen zu einem falschen Zeitpunkt.

Als weiteres Beispiel führe ich das Radfahren an. Es gibt einige Kinder, die bereits mit zwei Jahren Rad fahren, entweder aus eigenem Interesse oder durch Training und Übereifer der Eltern. Bei Leonie, Elyah und Anael war es so, dass sie von sich aus lange mit dem Laufrad und Dreirad unterwegs waren und erst mit vier, fünf Jahren auf dem Fahrrad fuhren. Dafür setzten sie sich dann einfach darauf und fuhren los. Sie konnten es bereits, mussten es nicht erst lernen oder gar Stützräder benutzen. Es war einfach der richtige Zeitpunkt dafür. Die Basis hatten sie sich so nebenbei selber erarbeitet. Dasselbe gilt für das Lesen oder Schreiben. Bei uns geschieht es in einem steten Lernprozess, ohne dass ich sie dazu anleiten würde. Es passiert einfach aus dem natürlichen Interesse heraus.

## Lernfenster der Babys

Das Thema Schlafen wirft immer wieder Fragen auf und verursacht Missverständnisse und Probleme. Doch es ist so einfach. Ein Baby braucht uns Eltern und die Nähe, auch nachts! Das ist ein instinktives Urverhalten, denn früher hätte ein Baby alleine in der Wildnis wohl kaum überlebt. Wir sind von Natur aus darauf geprägt, Nähe, Zuwendung und Schutz zu erfahren. Dies beschränkt sich logischerweise nicht nur auf den Tag, sondern ist ein permanentes Bedürfnis. Aus diesem Grund war für uns das Familienbett und in den letzten Jahren vorwiegend das Mama-Kind-Bett selbstverständlich. Einerseits war es am einfachsten, das Baby ohne große Umstände zu stillen, andererseits war es uns bewusst, wie wichtig die Nähe für das Urvertrauen der Kinder ist. Ich spürte als Mutter einfach instinktiv, dass es richtig ist, wenn mein Baby bei mir schläft und ich es tagsüber trage, damit ich ihm rund um die Uhr die Geborgenheit und den Schutz, aber auch die nötige Stimulation durch den Gleichgewichtssinn biete, damit es sich optimal entwickeln kann.

Diese sensiblen Phasen sind unterschiedlich, nicht zeitlich fixiert, sondern übergreifend, weil jedes Kind sich einzigartig entwickelt, und doch kann man auch Parallelen wahrnehmen.

Beispielsweise ist die Fähigkeit der Babys, ihre Ausscheidung wahrzunehmen und sich dementsprechend mitzuteilen, von Geburt an voll aktiv! Deswegen macht es auch Sinn, gleich von Beginn an mit Windelfrei zu beginnen und das Baby nicht erst an Windeln zu gewöhnen. Nach etwa drei Monaten geht dieses Lernfenster zwar nicht gleich zu, doch wird es zunehmend

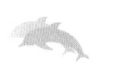 

schwieriger. In dieser Zeit ist das Baby bereits entsprechend geprägt, »in seine Kleidung« sprich Windeln, zu machen. Diese Verbindungen im Gehirn wurden darauf ausgerichtet, und es ist vielleicht erst wieder mit zwei, drei oder vier Jahren möglich, über die Verstandesebene ein anderes Ausscheidungsmuster zu übernehmen. Dies ist oft dann mit sehr viel Mehraufwand verbunden, teilweise entwickeln sich auch unnatürliche Verhaltensweisen oder Blockaden, wo Kinder teils gar nicht ohne Windeln Kaka machen können, da sie gelernt haben, mit Windeln in die Entspannung zu gelangen, welche die Ausscheidung ermöglicht. Dies entspricht genau meinen Erfahrungen. Mit Leonie habe ich erst mit zweieinhalb Monaten Windelfrei entdeckt, was sich als Lösung zum vermeintlichen Schreibaby herausstellte. Dies war wesentlich schwieriger als bei den anderen Kindern. Bei Elyah, Anael und Ayleen wandte ich Windelfrei bereits ab Geburt an, was sehr einfach und unspektakulär war, es war etwas ganz Natürliches. Der fünfjährige Junge einer Nachbarin hatte mit der großen Ausscheidung dagegen sehr oft Probleme, konnte kaum ohne Windeln sein Geschäft erledigen und wurde mehrmals ohne Befund im Krankenhaus untersucht, da er unter Verstopfung und Unterleibsschmerzen litt. Es gibt Kinder, die mit Windeln keine Probleme haben, und das Abgewöhnen gestaltet sich leicht. Wenn du allerdings ein Baby hast, das oft weint, gar schreit und unter sogenannten Koliken leidet, dann würde ich unbedingt die natürliche Säuglingspflege (Windelfrei) ausprobieren.

Das Tragen des Kindes gehört auch maßgeblich zu den Prägungen der ersten Lebensmonate. Ich habe unsere Kinder im ersten Lebensjahr oder darüber hinaus immerzu getragen, teils im Tragetuch und später in geeigneten Tragehilfen oder einfach auf dem Arm. Weshalb? Weil wir Menschen Traglinge sind, also keine Nestlinge wie beispielsweise Vögel. Wir sind körperlich und geistig darauf abgestimmt, getragen zu werden. Ein Baby winkelt von sich aus die Beine an in der Erwartung, zum Beispiel auf der Hüfte getragen zu werden. Es erhält durch die Stimulation über den Gleichgewichtssinn die nötigen Impulse für das Gehirn, damit es sich entwickeln und vernetzen kann. Salopp ausgedrückt könnte man sagen: Je mehr ein Kind getragen wird, umso aktiver, bewusster und intelligenter wird es. Ich habe deshalb den Haushalt jeweils mit dem Baby im Tuch oder auf dem Arm erledigt. Das Baby machte somit alle Bewegungen mit und erlebte eigentlich eine Fortsetzung von dem, was es bereits im Mutterleib erlebte, eine aktive Welt voller Impulse. Wie unnatürlich ist es, sein Kind stundenlang im Bett oder Wagen liegen zu lassen. Die wichtige Stimulation fehlt vollkommen.

Ein trauriges Beispiel hatte ich ebenfalls in der Nachbarschaft erlebt. Leonie, unser erstes Kind, war noch im Babyalter. Eine Nachbarin hatte im gleichen Monat wie ich einen gesunden Jungen geboren. Sie trug ihren Sohn kaum, sondern legte ihn immer nur hin, verdunkelte dazu noch tagsüber fast alle Fenster. Sogar eine Hebamme, die damals noch zur Nachsorge bei mir vorbeikam, sprach mich darauf an. Sie fragte, ob alles mit der Nachbarin in Ordnung sei, weil die Fenster immer verdunkelt wären. Ich wusste darauf auch keine Antwort. Erst ein paar Monate später, als ich mit ihr sprach und den Sohn endlich auch mal draußen sah, wurden mir die Folgen dieser »Vernachlässigung« klar. Der Junge war trotz seiner sieben

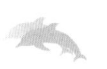 

Monate total passiv, konnte sich nicht einmal auf die Seite drehen und war aus meiner Sicht motorisch sehr unterentwickelt. Sie meinte lachend, er sei sehr faul, schlafe viel und würde sich wohl sehr langsam entwickeln. Ich fand die Geschichte einfach nur tragisch. Diesem Jungen fehlten in den ersten Lebensmonaten lebenswichtige Impulse. Noch dramatischer entwickeln sich Kinder, die grob vernachlässigt oder gar misshandelt wurden. Retardierung oder gar Autismus können Folgen davon sein.

Wie können wir Babys positiv unterstützen in ihrer Entwicklung? Das menschliche Gehirn nimmt in den ersten Lebensmonaten um das Doppelte zu, jedoch nicht durch Vermehrung der Nervenzellen wie im Mutterleib, sondern durch eine Zunahme der Verbindungen zwischen den Neuronen. Dendriten und Synapsen werden gebildet und vernetzen das Gehirn intensiv. Es werden viel mehr dieser Verschaltungen gebildet, als benötigt werden, wobei nur diejenigen bestehen bleiben, die auch benutzt und stimuliert werden. Diese Vernetzung der Nervenzellen nimmt nach dem dritten Lebensjahr stark ab und muss für eine lebenslange Erhaltung entsprechend genutzt werden. Als Eltern müssen wir diese Vernetzung durch wichtige Impulse fördern. Dazu gehört auch, dass wir die wahren Grundbedürfnisse eines Babys erfüllen, wie zum Beispiel das Tragen, aber ebenso das Schlafen oder das Stillen. Natürliche Schlaf- und Nahrungsrhythmen entstehen von selbst, wenn ein Baby bei seiner Mutter schlafen kann und nach Bedarf gestillt wird. Den Kindern einen Stillrhythmus oder Schlafrhythmus aufzuzwingen, bedeutet in diesem Alter eine falsche Verknüpfung mit einem natürlichen Bedürfnis. Hunger wird dann mit einem quälenden Befinden zusammengebracht, wo keine unmittelbare Linderung in Sicht ist. Dies kann sich später in unbewussten Mustern beim eigenen Ernährungsverhalten äußern. Auch das zwanghafte Alleineschlafen entspricht nicht der Natur des Menschen. Kinder entwickeln Ängste vor dem Schlafen und der Dunkelheit und haben vielleicht auch später Schlafprobleme, da ihnen die Geborgenheit und Sicherheit der Eltern fehlen.

Hierzu weise ich kurz auf SIDS, den plötzlichen Kindstod, hin. Er ist nach wie vor ungeklärt. Babys haben gerade in den ersten Lebenswochen immer wieder einmal sogenannte Atemaussetzer. Dies ist normal und auch nicht unbedingt tragisch. Ich konnte bei allen Kindern beobachten, dass bei solchen Aussetzern die Babys weiter atmeten, wenn ich neben ihnen hörbar aus- und einatmete. Dies war wie ein Lebensimpuls, selber weiterzuatmen. Es geschah öfters. Neben dem Bedürfnis nach Nähe und Sicherheit und den praktischen Aspekten beim Stillen war dies ein weiterer wichtiger Grund für mich, das Baby nachts neben mir schlafen zu lassen.

Es ist absolut nicht nötig, Babys nachts alleine schlafen zu lassen oder sie nach ein paar Monaten oder gar Wochen abzustillen. Sie tun dies ganz von sich aus, meist schrittweise, ohne Zwang und Mühe, wenn sie so weit sind. Auch das ist unterschiedlich. Leonie hat sich, während ich mit dem dritten Kind schwanger war, mit viereinhalb Jahren selber abgestillt, Elyah und Anael mit etwa zweieinhalb Jahren. Das Schlafen gestaltet sich sehr unterschiedlich bei uns, das Jüngste schläft bei mir, die älteren Kinder im eigenen Zimmer und der Mittlere je nach Lust und Laune im Kinderzimmer bei den Geschwistern, bei

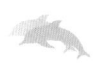 

mir oder Patrick. Ich bin wirklich dankbar, dass bei uns das Schlafen ein natürlicher Ablauf ist, ohne großes Theater und Geschrei, was natürlich auch mal vorkommen kann, wenn sie sehr übermüdet sind. Doch grundsätzlich ist es sehr einfach und angenehm. Gerade Ayleen, die Jüngste, legt sich ins Bett, wenn sie müde ist, trinkt an der Brust und schläft ganz einfach friedlich ein. Es ist für mich dann die Zeit, die ich besonders genieße, die Ruhe mit dem Kind, das Betrachten ihres Gesichtchens, das Sichverbinden durch diese Nähe. Wir atmen in unmittelbarer Nähe, und ich fühle mich mit Ayleen auf das Innigste verbunden.

Wenn wir bedenken, dass die Luft schon seit Beginn des Lebens auf Erden immer dieselbe ist, sie geteilt wird durch alle Lebewesen, umgewandelt durch das Pflanzenreich, sich immer wieder erneuert und doch über alle Generationen von Menschen, Tieren und Pflanzen hinweg dieselbe bleibt – ist der Atem das, was uns wirklich verbindet und die Illusion von Trennung überwindet. Vielleicht ist auch deshalb das bewusste Atmen ein wunderbares Werkzeug für die Geburtsvorbereitung, für die Kommunikation zwischen Eltern und Baby, für die Geburt selber und die Zeit danach. Dieser Atem bringt uns wieder in die eigene Mitte und verbindet uns mit allem, was ist.

Der Atem ist es auch, der als eine der ersten Empfindungen unsere Lungen füllt, was wohl kaum angenehm ist und den Babys den ersten Schrei entlockt.

## Geburt – prägende Erfahrung fürs ganze Leben

Jetzt sind wir bei der Geburt angelangt und ihrer Prägung. Wie stark werden wir durch die Geburt geprägt? Der Psychologe David Chamberlain gibt in seinem Buch *Woran Babys sich erinnern* Einblicke in erstaunliche Erkenntnisse seiner 30-jährigen Forschung. Babys sind keine unbeschriebenen Blätter, sondern fühlende, wahrnehmende Persönlichkeiten, die durch die Geburt maßgeblich geprägt werden. Erwachsene erinnern sich in therapeutischen Sitzungen an ihre eigene Geburt und erzählen davon. Selbst meine Schwester kann sich noch jetzt an ihren ersten Eindruck nach der Geburt erinnern. Sie sagt: »Es war kalt, unglaublich kalt und unangenehm, als sie mich an die Messlatte hielten.« Die Berichte in Chamberlains Buch zeigen auf, wie dramatisch eine flüchtige, abfällige Bemerkung eines Arztes oder der Eltern über das Baby Auswirkungen haben kann, auf das Selbstwertgefühl des Menschen und das Gefühl des Angenommenseins in der Welt. Die Trennung von Mutter und Kind wird am schlimmsten empfunden und vom Kind nicht verstanden. Es kann den Grund der Trennung nicht nachvollziehen und erlebt eine Qual von Einsamkeit und Schmerz.

Das Wissen über das Bonding ist in unserer Zeit allgemein bekannt, und doch werden auch heute noch oft in Krankenhäusern Mütter und Babys erst einmal getrennt aufgrund von Routine und Abläufen, die in den meisten Fällen absolut unnötig sind. Die Lotusgeburt bietet da einen Gegenpol, denn es erfolgt kein trennendes Ritual. Das Baby bleibt mit seiner Plazenta und somit auch mit der Mutter verbunden, bis sich

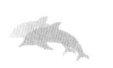 

die Plazenta von alleine löst. Dies dauert unterschiedlich lange. Bei meinen drei Lotusgeburten dauerte es zwischen einer bis etwa drei Stunden. Somit konnte ich mein Baby intensiv genießen, es kennenlernen, mir seinen Geruch, sein Aussehen, seine Bewegungen und Laute, sein ganzes Sein einprägen, einfach Liebe spüren und fließen lassen.

Pioniere wie Michel Odent und Frédérick Leboyer haben in ihrer jahrzehntelangen Tätigkeit als Arzt und Geburtshelfer bereits vor vielen Jahren auf die Wichtigkeit einer liebevollen Geburt hingewiesen. Dazu gehören gedämpftes Licht und eine ruhige Umgebung genauso wie möglichst wenig Eingriffe, also das Überlassen des Geburtsprozesses der Gebärenden. Die Annahme, der Arzt würde das Kind zur Welt bringen, ist eine Illusion, an die sich immer noch viele Frauen in irgendeiner Form klammern. Nein, es ist die Frau, welche ihr Kind zur Welt bringt, wenn nicht invasiv eingegriffen wird. Die Verantwortung, wie das Kind geboren wird und was danach geschieht, liegt bei den Eltern! Wenn ich mir als Mutter vorher klar werde, was ich möchte und was nicht, kann ich selbst dafür sorgen, dass dies auch umgesetzt wird. Wenn ich mich nicht für eine Alleingeburt entscheide, sondern von weiteren Personen begleitet werde, muss ich vorher klarstellen, wer für die Umsetzung dieser Wünsche eintreten wird. Dies kann der Vater, eine Hebamme oder Doula übernehmen. Wichtig ist das Bewusstsein dafür, dass mein Baby maßgeblich von der Geburt selber wie auch in den ersten Stunden danach geprägt wird.

Weshalb sollte ich eine natürliche Geburt wählen? Unser Menschsein ist darauf ausgerichtet, den engen Geburtskanal zu durchqueren und uns spiralförmig unseren Weg nach außen zu bahnen. Die Enge, Schmerzen und Mühe gipfeln in einem ersten Erlebnis von Erfolg und Durchbruch, gepaart mit der maximalen Ausschüttung des Liebeshormones Oxytocin. Vorausgesetzt, die Geburt erfolgt natürlich ohne künstliche Hormone. Anders sieht es da schon aus bei einer PDA (Peridualanästhesie). Die Verbindung von Mutter und Kind wird unterbrochen, da die Mutter gefühllos gemacht wurde. Sie kann mit dem Kind nicht mehr mitgehen und schüttet auch keine schmerzlindernden Endorphine mehr aus. Was dies für ein Baby bedeutet, können wir nur mutmaßen. Oftmals enden diese Geburten mit zusätzlichen Eingriffen wie Saugglocke oder Zange oder gar Kaiserschnitt. Nach der Geburt fehlt hier das körpereigene Liebeshormon, die Basis einer starken Verbindung zwischen Mutter und Kind. Es ist für die Mutter folglich viel schwieriger, das Bonding zum Kind aufzunehmen. Meine Schwester, die Hebamme ist und viele Geburten im Krankenhaus begleitet hat, berichtet von häufigem Desinteresse der Frauen am Baby, da sie selten natürliche Geburten ohne Eingriffe erlebt hatte.

Was ist mit einem Kaiserschnitt? Das Wort »Kaiser« impliziert uns unbewusst etwas »Königliches«. Attribute wie »Luxus, und Privileg« werden damit assoziiert und Kaiserschnitte heute in vielen Kliniken richtiggehend an die Frauen vermarktet. Doch ein Kaiserschnitt ist keineswegs eine leichte Geburtsart. Man muss sich bewusst sein, dass mehrere Hautschichten aufgeschnitten, sogar aufgerissen werden, um das Baby rauszubekommen. Viele Frauen tragen nicht nur körperliche, sondern auch seelische Narben davon. Auch die Schmerzen danach sind nicht zu unterschätzen. Ich habe sogar einmal

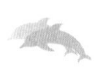 

eine Frau kennengelernt, die einen Kaiserschnitt erlebte, ohne dass sie richtig betäubt war, doch konnte sie sich dem Personal nicht mitteilen, Horror pur. Verständlicherweise wollte sie auch keine weiteren Kinder mehr. Ich dachte, dies sei wohl ein absoluter Einzelfall, doch tatsächlich kommt dies in nicht wenigen Fällen vor. (Hier ein TV Bericht von zwei Frauen: *www.youtube.com/watch?v=h9cL9xm5Aw4*).

Der Hauptgrund für die vielen Kaiserschnitte liegt wohl daran, dass die Kriterien für eine Risikoschwangerschaft immer weiter gefasst werden, sodass ein großer Teil gesunder Frauen automatisch darunter fällt. Trotz des Wunsches nach einer natürlichen Geburt kommen in Deutschland mittlerweile ein Drittel aller Kinder per Kaiserschnitt zur Welt. Mit unnötigen und häufigen Tests und Untersuchungen wie auch mit dem Kaiserschnitt lässt sich natürlich sehr viel Geld verdienen. Das klingt vielleicht sehr sarkastisch, doch ich schaue diesen Tatsachen nun einmal ins Auge und bin mehr als froh, mich nach der ersten Geburt im Geburtshaus für die folgenden Alleingeburten entschieden zu haben. Für diese wundervollen Erfahrungen bin ich so dankbar.

Wie wird ein Kind geprägt durch den Kaiserschnitt, was für Erfahrungen macht ein solches Baby? Der Impuls für die Geburt mit dem Beginn der Wehen geht normalerweise vom Kind aus. Bei einem vorzeitigen Kaiserschnitt ohne Wehen ist dies nicht der Fall. Man kann sich vorstellen, dass jeder Mensch zu einem ganz bestimmten Zeitpunkt zur Welt kommt mit den einzigartigen Schwingungen, die dabei gerade vorherrschen. Wie ein Instrument sind wir somit Träger der Musik des Universums und erzeugen zum Orchester von Myriaden von anderen Lebewesen unsere spezielle Tonsignatur. Es ist nicht zufällig, wann und wie wir geboren werden. Auch ein Kaiserschnitt ist durchaus eine Erfahrung im Lebensplan, die eine Seele durchläuft, um etwas zu lernen. Die Besonderheit dabei ist, dass das Baby nicht erlebt, wie es sich den Weg aus dem kleinen Paradies des Mutterleibes selber erarbeitet, um in die Welt hinauszutreten. Dieses Erfolgserlebnis bleibt aus. Ebenso wird der Mutter dieses vorenthalten und zurück bleiben oft Enttäuschung, auch Selbstzweifel und Vorwürfe. Der Kaiserschnitt verhindert diese erste wichtige Prägung des selbstbestimmten, eigenen erfolgreichen Handelns. Dies kann sich wie ein roter Faden durch den Rest des Lebens ziehen und benötigt entsprechend andere Lebenserfahrungen, die ein Mensch machen wird. Das Kind wird ohne seinen Willen und Zutun aus dem Mutterleib gerissen. Die Empörung darüber ist den meisten Kindern ins Gesicht geschrieben, dies zeigen eindrückliche Fotos des Fotografen Christian Berthelo, welcher Babys unmittelbar nach dem Kaiserschnitt fotografierte. Die Szenen auf seinen Fotos erinnern mehr an eine verlorene Schlacht als an ein heroisches, natürliches Ereignis, das die Geburt eigentlich sein sollte.

Auf körperlicher Ebene fehlen dem Baby ebenso wichtige Schritte ins Leben. Atemprobleme sind eine häufige Folge des Kaiserschnittes, da durch das fehlende Oxytocin bei einem Kaiserschnitt ohne Wehen der letzte Reifungsschub der Lungen nicht stattfindet. Im Gegensatz dazu werden bei einer vaginalen Geburt durch die Enge des Geburtskanals die Lungenflügel des Babys zusammengepresst, damit das restliche Fruchtwasser entweichen kann. Bei einer natürlichen Geburt

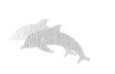 

erfolgt die Erstbesiedelung des Babys und seines Darmes mit mütterlichen Keimen. Dies ist äußerst wichtig und sinnvoll, da sie vor schädlichen Keimen schützen und das Immunsystem trainieren. Bei einem Kaiserschnitt hingegen sammelt das Baby Bakterien und Keime aus dem Kontakt mit Menschen und der unmittelbaren Umgebung der Klinik. Das Aufbauen einer gesunden Darmflora kann somit mehrere Monate in Anspruch nehmen. Das Stillen hilft dabei, einen Ausgleich zu schaffen, damit die positiven Bakterien die Überhand bekommen.

Ich möchte den Kaiserschnitt nicht verteufeln, denn er rettet Leben und hat durchaus seine Berechtigung. Nur wäre er in den wenigsten Fällen nötig. Eine Hebamme und Freundin sagte mir einmal: »Die Komplikationen einer Geburt, auch daraus folgende Kaiserschnitte, welche ich tagtäglich erlebe, können genau auf die vorhergehenden Interventionen in den Geburtsprozess zurückgeführt werden. Sobald ich als Hebamme mit Eingriffen, angefangen bei der künstlichen Einleitung, beginne, ist bei mir das Vertrauen in die Frau und den natürlichen Geburtsverlauf weg, was sich dann fast immer bestätigt und weitere Interventionen nach sich zieht.«

Die Entscheidung für eine Alleingeburt oder auch für eine Hausgeburt mit Hebamme bietet aus meiner Sicht die größte Wahrscheinlichkeit, tatsächlich eine erfüllende, natürliche Geburt erleben zu dürfen. Die Erfahrung, wie sie die Natur vorgesehen hat, die wir unserem Baby wie auch uns selber ermöglichen, ist ein Geschenk von unschätzbarem Wert und prägt das Leben unseres Kindes maßgeblich.

## Positive Prägungen in der Schwangerschaft

Wenn wir noch einen weiteren Schritt zurückgehen in der Prägung des Menschen, kommen wir zur Schwangerschaft. Als werdende Mutter habe ich so viele Möglichkeiten, positive Impulse zu setzen. Wie erlebe ich die Nachricht der Schwangerschaft? Freue ich mich? Welche Gefühle begleiten mich vorwiegend in den neun Monaten? Wie äußere ich mich gegenüber dem Baby und meiner Umwelt? Wie geht es mir? Nehme ich Kontakt auf mit dem Baby, in Gedanken oder durch bewusste Übungen, Haptonomie, Schwangerschaftsyoga ? Wie ernähre ich mich? Was für Musik höre ich? Es gibt unzählige Möglichkeiten, eine Schwangerschaft positiv zu gestalten. Die Grundhaltung und die Handlungen während der Schwangerschaft prägen bereits das Baby. Eine bewusste oder unbewusste Abneigung gegen das Kind kann hingegen in einer Fehlgeburt enden. Unsere Gedanken und Gefühle formen unsere Wirklichkeit, und wir beeinflussen damit auch das Leben unseres Ungeborenen. Dieses Wissen können wir natürlich dazu nutzen, die Schwangerschaft liebevoll zu gestalten, sie zu genießen und uns selber und dem Baby viel Gutes zu tun.

Ich gehe gerne noch einen weiteren Schritt zurück zum Zeitpunkt der Zeugung. Genau genommen wären es zwei, wenn man die physische und spirituelle Zeugung linear betrachtet. Wie wird ein Mensch da geprägt?

Dazu werde ich von meiner vierten Schwangerschaft mit Ayleen berichten.

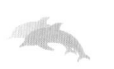 

# Nummer vier ist unterwegs –
# meine Schwangerschaft mit Ayleen

Bereits vor der Empfängnis von Ayleen war es klar, dass wir uns noch ein Kind wünschten. Die Zahl drei fühlte sich für mich irgendwie unvollständig an. Ich hätte mir zwei oder vier Kinder gut vorstellen können, jedoch nicht eines oder drei. Ein Kind alleine großzuziehen wäre mir einerseits zu anstrengend in dem Sinne, dass ich nicht einziger, permanenter Spielgefährte meines Kindes sein möchte. Andererseits wäre es mir zu ruhig, das Gewimmel einer großen Rasselbande hat einfach seinen eigenen Charme. Ich sehe, wie unsere Kinder tagtäglich miteinander spielen, und kann es mir gar nicht mehr anders vorstellen.

Patrick und ich hatten uns nochmals für ein Kind entschieden und wollten eine Seele ganz bewusst in unser Leben einladen.

Wie dies geschehen kann, werde ich jetzt näher erläutern.

### Bewusste Zeugung –
### Einladung und Wahl der Seele

Ist der Wunsch da, ein Kind in sein Leben einzuladen, liegt bereits in der bewussten Wahl und Zeugung sehr viel Potenzial. Wenn ein Baby nicht im Zufall, als Nebensächlichkeit oder völlig unbemerkt gezeugt wird, sondern in bewusster Hingabe und Liebe zwischen zwei Menschen, erhebt sich der Akt zu einem wahren schöpferischen Erschaffen von Leben. Die hereinkommende Seele bekommt somit die Chance, umgeben von intensiven Liebesschwingungen, in die Materie einzutauchen. Die Konzeption entspringt nicht dem Zufall, sondern der tiefen Liebe zwischen Mann und Frau.

Gerade Paare, die sich schon lange ein Kind wünschen, sollten diesen Aspekt nicht unbeachtet lassen. Wenn die Beweggründe für den Kinderwunsch geklärt sind und von beiden Seiten ein deutliches Ja kommt, wenn der Wunsch beiden Herzen entspringt, dann ist der Zeitpunkt gekommen, ganz bewusst eine Seele einzuladen. Wen möchtet ihr denn einladen, zu euch zu kommen? Habt ihr darüber schon einmal nachgedacht? Wir haben als Eltern eine Wahl, wusstest du das? Mir war dieser Gedanke nie gekommen, bis zur Ausbildung als Adoula.

Nun, es gibt Möglichkeiten, die den wenigsten bewusst sind. Es geht nicht darum, ein Kind nach Geschlecht, äußeren Merkmalen, Talenten oder Vorlieben auszuwählen oder gar einen ganz bestimmten Menschen erneut hin zur Erde zu bewegen. Es geht darum, zu wählen, welche Art von Seele ihr wählt.

Wenn keine Wahl getroffen wird, entstehen die meisten Familien aufgrund von karmischen Verbindungen und Verstrickungen oder, noch simpler, aufgrund ähnlicher Schwingungsfelder, da sich diese gegenseitig anziehen.

Es ist nicht länger nötig, uns weiterhin in karmischen Mustern zu verlieren. Wir können bewusst wählen. Möchtet ihr eine Seele einladen, die mit eurer Blutslinie verbunden ist, oder jemanden aus eurer spirituellen Familie? Ein Wesen, das die Energie der Delfine in sich trägt, oder eines von eurem eigenen Heimatplaneten? Ihr könnt auch eine Seele zu euch rufen, die

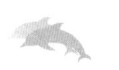 

aus ganz anderen Sphären stammt, welches die Erderfahrung noch nie gemacht hat und besondere Eigenschaften und hohe Energien mit sich bringt. Denkt daran, dass gerade solche Kinder vielleicht Mühe haben werden, sich hier im Alltag zurechtzufinden und sich nicht in ein System pressen lassen.

Wählt weise, nach dem Herzen.

Es ist möglich, mit einer einfachen Atemübung eine Seele einzuladen. Wenn ihr sie gemeinsam durchführt, ist die Wirkung viel stärker und vollständig, da sie von beiden werdenden Eltern ausgeht. Ihr könnt euch dazu gegenüber hinsetzen und in die Augen, in eure «Tore zur eigenen Seele», schauen. Atmet tief und langsam in den Bauchraum.

- Verbindet euch nun gedanklich und auf der Gefühlsebene mit dem zukünftigen Kind, der Seele eurer Wahl. Spürt in den »Geburtstunnel« hinein, da, wo Seelen darauf warten, inkarniert zu werden. Es wimmelt dort nur so von Wesen, solchen, die sehr bewusst sind, und anderen, die in einem schlafähnlichen Zustand nicht mal gemerkt haben, dass sie ihren Körper verlassen haben, und nun von der Materie selbst wieder hinein ins Leben gezogen werden. Sucht eure Seele, tastet euch heran. Vielleicht fühlt ihr am Anfang wenig, je öfter ihr diese Übung wiederholt, desto klarer wird die Verbindung zur Seele, desto größer die Chance zur Empfängnis – und wenn du bereits schwanger bist, desto stärker wird das Liebesband zwischen euch.

- Atmet gemeinsam und genießt den Kontakt zu eurem Kind. Ladet es ein, ins Leben zu kommen und Teil eurer Familie zu werden! Verbindet euch in Liebe.

Die sogenannte kosmische Vereinigung von Mann und Frau findet bereits etwa drei Monate vor der physischen Zeugung statt. Es ist eine energetische Verschmelzung, die fast immer unbemerkt von unserem täglichen Wachbewusstsein stattfindet. Deshalb macht es Sinn, mit dieser Atemübung schon vorher zu beginnen. Wenn das Baby bereits in deinem Bauch ist und ihr gemeinsam mit dieser Übung oder auch durch andere Arten der Kontaktaufnahme mit eurem Kind regelmäßig in Verbindung steht, passiert es viel weniger, dass es sich durch eine Fehlgeburt wieder verabschiedet. Das Baby wird nicht nur physisch durch deinen schwangeren Körper umsorgt, sondern auch energetisch von euch beiden durch die liebevolle Verbindung genährt. Der Bogen wird weiter gespannt, er beginnt mit der Zeugung, erstreckt sich über die Schwangerschaft und Geburt und geht weiter über das Wochenbett bis hin zu neun Monaten nach der Geburt. Während dieser Zeit benötigt das Baby ganz stark diesen energetischen Halt. Es erleichtert der Seele, hier auf Erden anzukommen und auch zu bleiben.

Diese Atemübung hilft während der Schwangerschaft, die Energie deines Kindes und deine eigene sich besser anzugleichen. Übelkeit kann damit zusammenhängen, dass unterschiedliche Energielevel zusammenprallen. Schwangerschaft, Geburt und Wochenbett verlaufen durch regelmäßige Kontakte zum Kind und Atemübungen harmonischer und komplikationsfreier.

Wenn ihr mit der Einladung der Seele gar nicht klarkommt oder es mit dem Kinderwunsch nicht klappt, gibt es die Möglichkeit, dass euch eine Adoula dabei begleitet und euch hilft, euch auf das Geburtsportal und die Seele einzustimmen.

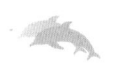 

Durch die bewusste Wahl der Seele, die Zeugung in Liebe, die freudvolle Schwangerschaft und Geburt ändert sich der Lebensbeginn eines Menschen. Der erste Imprint oder Grundstein einer Seele wird somit auf Liebe beruhen. So wird sich allmählich die ganze Gesellschaft verändern. Die Liebe und Harmonie werden in diesen ersten Anfängen angelegt und stehen in Resonanz zur allumfassenden Schöpfung. Ihr habt die Möglichkeit, eurem Kind diese Basis mitzugeben.

## Bereit für unser viertes Kind – Empfängnis in Findhorn

Durch das lange Stillen hatte ich bei allen Kindern erst eineinhalb bis zwei Jahre nach der Geburt wieder meine Regel. Bei Ayleen dauerte es dann nochmals ein halbes Jahr, bis ich mit ihr schwanger wurde. Der Ort der Zeugung sollte offenbar ein anderer als unser damaliger Wohnort sein.

Leonie malte bereits Zeichnungen von ihrem neuen Geschwisterchen, und Elyah drückte mir Küsschen auf den Bauch, als ich physisch gar noch nicht schwanger war. Kinder haben ein besonderes Gespür dafür und meist eine Vorahnung, einen besonderen Draht zum neuen Familienmitglied. Eine kommende Seele kann schon lange vor der physischen Zeugung ihre künftige Familie besuchen und sie ihrerseits dazu einladen, für sie einen Platz zu erschaffen. Manche Paare spüren das, es liegt etwas in der Luft, etwas, was nicht wirklich fassbar ist. Ein Baby, das kommen möchte, obwohl wir verstandesmäßig vielleicht noch nicht so weit sind. Bei uns war es umgekehrt. Wir waren mehr als bereit für ein viertes Kind und freuten uns schon sehr darauf. Wir luden die Seele mit unseren Gedanken und Gefühlen ein, Teil der Familie zu werden. Wenn wir uns liebten, waren wir uns des schöpferischen Prozesses bewusst und taten dies in Freude, Verbundenheit und Liebe. Doch für die Empfängnis mussten wir erst an einen besonderen Ort gelangen, der hoch oben im Norden Schottlands zu finden ist.

Wir waren mit den Kindern auf einer Reise durch England, Wales und Schottland. Das letzte Ziel der Reise war Findhorn. In der Findhorn Foundation leben etwa 400 Menschen in enger Kooperation mit der Natur innerhalb einer spirituellen, ökologischen und nicht religiösen Gemeinschaft zusammen. Aus aller Welt reisen Menschen an, um Seminare zu besuchen, eine Zeit lang dort zu leben oder einfach nur Einblick zu nehmen und Kraft zu tanken, so wie wir das taten. Wir fühlten uns auf Anhieb wohl und bestaunten die unglaublichsten Unterkünfte. Alle Häuser sind auf Nachhaltigkeit ausgerichtet. Es gibt neben Lehm- und Holzhäusern sogar riesige umgebaute Fässer, teils so hoch wie zweistöckige Häuser, sogenannte Barrels. Sie sehen fantastisch aus, und man kann gemütlich darin leben. Wir wollten dies mit eigenen Augen sehen. Wir wollten die Oase sehen, welche die drei Gründer der Community und all die Menschen zusammen erschaffen haben. Ich hatte in Büchern gelesen, dass die Gründer eine besondere Art der Kommunikation und Kooperation mit Naturwesen pflegten und sich dadurch die ehemalige Sandwüste in eine blühende Oase verwandelte. Deswegen reisen und reisten auch Tausende von Menschen aus aller Welt dahin. Wir wurden nicht enttäuscht. Der Ort strahlte einen besonderen Zauber aus und die Menschen ebenso. Man spürte förmlich die positive Energie, die seit Jahrzehnten an

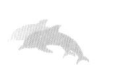 

diesem Platz verankert wird. Das Lebensmotto der Gemeinschaft lautet »Tu alles mit Freude, nichts in Gleichgültigkeit und Hast«. Dies betrifft alle Tätigkeiten vom Kochen, Gärtnern, Zusammenspeisen bis hin zum Putzen. Jeden Morgen treffen sich die Bewohner, um gemeinsam zu singen und den Tag mit positiven Gedanken und Worten zu starten. Gerade an einem solchen Morgen hatte es sich ergeben, dass Patrick und ich diesen in Zweisamkeit verbrachten. Ich hatte das Gefühl, als würde ich geradezu geschubst, mich mit ihm körperlich zu vereinen. Ja, da lag so etwas in der Luft. Ein Gefühl, ein besonderer Hauch, ein Gedanke an unser künftiges Kind. Ich wusste irgendwie, jetzt war genau der richtige Zeitpunkt gekommen für die Empfängnis von Ayleen. Der richtige Ort und die richtige Zeit. Wir genossen freudig und spielerisch das Zusammensein.

Erst nach der Rückkehr in die Schweiz bestätigte sich diese Vermutung. Ich war tatsächlich schwanger! Ayleen trug die Energie von Findhorn und Schottland mit in ihr Leben. Interessanterweise liebt sie als Einzige der Kinder schottische Volksmusik mit Dudelsack. Auch der Rest der Familie hört sie sich mal gern an, doch Ayleen bekommt sofort ein Leuchten in den Augen, fängt an, sich rhythmisch zu bewegen, und ist total fasziniert, wenn irgendwo ein Dudelsack spielt.

Es ist nicht ungewöhnlich, dass Frauen Kinder im Urlaub empfangen. Nicht nur die meist entspannte Atmosphäre ist dafür verantwortlich, sondern es wird oft auch energetisch ein ganz anderer Ort gebraucht, damit sich die Seele einnisten kann. Ein vorübergehender Ortswechsel oder gar ein Umzug können manchmal Wunder bewirken!

## Bewusstseinsträger des Universums

Wenn du geboren wirst, erhältst du zum Zeitpunkt deiner Geburt eine individuelle Klangfarbe. Exakt in dieser Sekunde bist du geboren und somit Bewusstseinsträger für genau diesen Moment, diese Energie. Du wirst zu einem ausdrucksstarken Ton im Reigen der Musik und des Orchesters des Universums. Du bist einzigartig wie jeder andere Mensch auch. Wohl kein anderer Mensch wird exakt zur selben Zeit am selben Ort geboren wie du. Selbst bei eineiigen Zwillingen sind Geburtsmoment und Energiefrequenz unterschiedlich.

Du trägst eine bestimmte Schwingung, einen Klang in dir, den nur du wiedergeben kannst, indem du lebst und bist. Dazu braucht es keine Tätigkeit, keine Absicht, kein Tun, sondern lediglich das Halten dieser Frequenz und das Sein hier auf Erden. Egal, was du dir für Aufgaben vorgenommen hast in diesem Leben, ehre und schätze dich dafür, dass du Träger deiner einzigartigen Schwingung bist. Durch dich wird das Orchester erst komplett, die Musik gewinnt noch mehr an Farbe. Ehre dich selbst.

Wie oft vergessen wir, uns selber zu danken, uns selber positive Gedanken zu senden, uns zu loben, nicht für dies und jenes, sondern einfach dafür, dass wir sind, dass wir leben. Im Rahmen meiner magischen Ausbildung in der Wicca-Tradition habe ich dazu ein schönes Ritual mitbekommen. Dies gebe ich dir in vereinfachter Form gerne weiter.

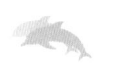 

## Seelenvitamine – Ritual »Ehre dich selbst«

Besorge dir eine orangefarbene Kerze. Die Farbe Orange steht für die Lebenskraft, das Selbstvertrauen, den Selbstwert und für ein gesundes Ego. Das Ego ist nichts Schlechtes, nichts, was man bekämpfen müsste, sondern ist ganz einfach Teil unseres Selbst. Es geht mehr darum, wie sich das Ego auszudrücken vermag und in welcher Weise wir damit umgehen. Uns selber zu ehren bedeutet, dem wichtigsten Menschen in unserem Leben, nämlich uns selbst, Wertschätzung entgegenzubringen. Wir können und sollen nicht andere Menschen ändern. Wir arbeiten an uns selber und beeinflussen damit automatisch die Umwelt, weil wir genauso Teil des Ganzen sind.

Wir machen uns so oft selber klein und kritisieren unser Verhalten, Äußeres, unsere Gedanken, Gefühle, unser Leben und Sein. Dies hilft weder uns selber noch anderen. Indem wir regelmäßig uns selber ehren und dafür danken, was wir Gutes tun, setzen wir damit einen wichtigen Gegenpol.

Wofür sollte ich mich ehren? Im Prinzip reicht es vollkommen, sich einfach dafür zu ehren, dass man ist. Das pure Sein. Doch meistens fällt uns dies eher schwer. Wir suchen mit dem Verstand nach »Verdienst«, nach Handlungen, die es wert sind, geehrt zu werden. Das ist völlig in Ordnung. Es ist der Beginn unserer eigenen Selbstachtung und Akzeptanz, zu lieben, was ist. Für den Anfang können wir nun ganz gut Dinge oder Handlungen auflisten, die uns angemessen erscheinen, um uns selber zu ehren. Als Inspiration habe ich hier einige allgemein gültige Sätze aufgeschrieben, die alle Menschen betreffen. Du kannst diese mit ganz persönlichen Aussagen ergänzen.

- Ich ehre mich als Mensch hier auf Erden.

- Ich anerkenne meine eigene Schöpferkraft, die mein Leben formt.

- Ich ehre die Energie, die mich durchfließt, die mich zum richtigen Zeitpunkt zum richtigen Ort, den richtigen Menschen und Erfahrungen führt.

- Ich ehre meine innere Göttin/meinen inneren Gott, welche mich die Magie des Lebens lehren.

- Ich ehre mich selber als Teil des Ganzen, Teil der Natur und der universellen Kraft.

- Ich ehre mich für … (Das können ganz kleine Dinge aus dem Alltag sein oder auch größere Projekte. Gerade jetzt, wenn du schwanger bist, gibt es viele Dinge, für die du dich ehren kannst, denn du schenkst Leben!)

Wenn du die Liste ergänzt hast, zündest du die Kerze an und liest den Text laut vor. Fühle die Ehre und Dankbarkeit in dir. Spüre die eigene Wertschätzung.

Du kannst nun die Kerze abbrennen lassen oder löschen und immer dann erneut entzünden, wenn du dich gerade nicht so gut fühlst oder eine zusätzliche Kräftigung benötigst.

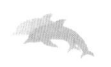
## Zurück zu den Eltern – alte Wunden heilen

Im Hinblick auf die bevorstehende Geburt werde ich den Fokus nun auf deine eigene Herkunft, deine Eltern, richten. Nicht allen Menschen fällt dies leicht. Wir alle haben unterschiedliche Erfahrungen in der Kindheit gemacht. Wir haben schöne wie auch schwierige Momente erlebt, haben Erinnerungen von Glück, aber auch Narben mitgenommen.

Die glücklichen Erfahrungen tragen wir gerne mit uns. Sie geben uns Kraft, Vertrauen und helfen uns, durchs Leben zu gehen. Doch wie sieht es aus mit den Narben, den Schatten? Blockaden und ungelöste Knoten, die mit unseren Eltern zusammenhängen, zeigen sich oft gerade während der Schwangerschaft und unbewusst auch bei der Geburt. Der Schmerz wird freigelassen.

Mir wurde die Verbindung zu meinen Eltern im letzten Jahr so richtig bewusst. Zum runden Geburtstag meiner Mutter besuchten wir gemeinsam ein Konzert des niederländischen Künstlers Lex van Someren. Seine Musik berührte uns beide tief im Herzen. Er sang das Lied »Mama, Papa« und führte uns durch die Worte zurück zu den Eltern. Das Lied galt voll und ganz dem Dank an unsere Eltern. Egal, was wir für eine Kindheit erlebt haben, egal, was war, unsere Eltern haben unseren Dank verdient, denn sie haben uns das kostbarste Geschenk gemacht: uns unser Leben geschenkt!

Tief traf mich diese Erkenntnis. Ja, liebe Mama, lieber Papa, ich danke euch aus vollem Herzen, dass ihr mir das Leben geschenkt habt. Durch euch bin ich hier auf Erden, durch euch werde ich Leben weiterschenken.

Ich hielt während des Liedes fest die Hand meiner Mutter und dankte ihr in Gedanken für mein Leben. Durch diese Erfahrung schmolzen Blockaden, die ich vorher nie bewusst wahrgenommen hatte. Ich fühlte mich sehr befreit und auf Herzensebene mit meinen Eltern verbunden.

Als ich einige Monate später zusammen mit meiner Mutter ein Klangseminar bei Lex besuchte, folgte die Fortsetzung davon. Wir befanden uns in einer Kirche, denn es ging darum, die eigene Stimme freizusetzen, zu singen. Der Hall dieses großen Raumes war dafür wie geschaffen. Für eine Übung mussten wir uns hinsetzen, jeder an einem eigenen geschützten Ort. Ich saß mit dem Gesicht zu einer hohen Wand, die besetzt war mit steinernen Figuren und Reliefs. Wir mussten nichts tun, außer zu tönen. Einfach Töne von uns geben, die vom Raum erfasst und hallend zurückgeworfen wurden. Lex gab uns Hinweise, uns mit unseren Eltern zu verbinden, ihnen zu danken. Er trug wieder dieses Lied vor, welches mich sogleich tief berührte. Wir mussten selber singen, tönen, uns dem eigenen Klang hingeben. Diesmal kam ich nicht in Kontakt mit meiner Mutter, sondern ganz stark mit meinem verstorbenen Vater. Er hatte mich verlassen, als ich gerade ein Jahr alt war, indem er willentlich aus dem Leben schied. Dieser Schmerz, diese Wunde, kam in diesem Moment wieder hoch.

Ich schaute nicht weg, nahm den Schmerz an, dankte für diese Erfahrung. Ich dankte meinem Vater dafür, dass er mir das Leben geschenkt hat. Tränen flossen, ich konnte nicht

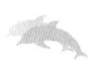 

mehr weitersingen. Die Heilung meiner seelischen Wunde begann – ich fühlte eine tiefe Liebe und Verbundenheit zu meinem Vater.

Solche Wunden in anderer oder ähnlicher Form tragen wir alle mit uns. Wenn wir sie lösen können, bevor wir selber Leben schenken, machen wir uns frei von altem Schmerz. Schmerz, Angst oder Wut sind negative Gefühle, die uns bei einer Geburt behindern können. Die Geburt ist eine Grenzerfahrung, die Urängste, tiefe Narben und starke Prägungen ans Licht holt. Was immer du vorher bereits lösen kannst, hilft dir, selber zu heilen, ganz zu werden und dich frei zu machen für eine Geburt in Frieden und Freude.

ÜBUNG

## Dank an die Eltern und Heilung der eigenen Geburt

Vor der Übung kannst du dich mit Räucherwerk reinigen oder dazu Salz, Lavendel- oder Rosenwasser verwenden. Rosen passen sehr gut zu Herzensangelegenheiten. Du kannst dir auch vorstellen, in einer Säule aus strahlendem weißem Licht zu stehen. Atme mehrmals tief durch und spüre die Füße unter dir, spüre die Verbindung zur Erde.

Setze dich nun an einem ruhigen Ort hin und richte dich nach Norden. Es ist die Himmelsrichtung, die auch den Ahnen zugeordnet wird. Zünde eine farbige Kerze an. Wähle dazu intuitiv eine Farbe oder nimm eine der folgenden:

**Rosa** – für Herzenswärme und Hingabe
**Indigoblau** – für die Heilung auf seelischer Ebene und die Verbundenheit zum Kosmos
**Braun** – für die nördliche Himmelsrichtung, für Geborgenheit als Kind der Mutter Erde
**Orange** – schenkt Lebensfreude und Selbstvertrauen
**Weiß** – beinhaltet alle Farben und kann immer eingesetzt werden, steht für Frieden, Reinheit und Licht

Wenn du gerne mit Heilsteinen arbeitest, kannst du diese ebenfalls hinzunehmen. Es eignen sich zum Beispiel Rosenquarz für die Herzensebene, Amethyst für Heilung, Bergkristall für Klarheit oder Rhodonit, der nicht nur bei physischen, sondern auch seelischen Wunden den Schmerz lindert. Er hilft, zu verzeihen, den Kreislauf von Schuldzuweisung zu durchbrechen und zu wachsen.

- Atme dreimal langsam und tief in deinen Bauchraum ein und wieder aus. Alle Belastungen und Probleme des Alltags fließen hinunter durch die Füße zur Mutter Erde. Sie nimmt sie auf, transformiert sie in positive Energie und schickt sie bei Bedarf zurück. Danke ihr dafür. Spüre die Verbindung zur Erde über die Füße und die Verbindung zum Kosmos über den Scheitel. Nun bist du geerdet und frei.

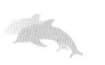 

- Zünde nun die Kerze vor dir an.

- Schließe die Augen und danke deinen Eltern, dass sie dir das Leben hier auf Erden geschenkt haben. Danke deiner Mutter, danke deinem Vater.

- Nun versetze dich selber zurück zum Tag deiner eigenen Geburt. Was weißt du darüber? Lasse Erinnerungen und Erzählungen hochkommen. Gehe nun weiter zu dem Moment, wo du gerade das Licht der Welt erblickst. Siehe vor dir das Baby, das soeben geboren wurde. Sieh dich selber an. Nimm dieses Baby sanft in deine Arme, ganz nah an dich ran. Wiege es in Gedanken. Lass Liebe durch dich und dieses Baby fließen, das du selber bist. Versichere ihm, dass es geborgen und willkommen ist. Lass Tränen fließen, lass Gefühle fließen, gib dich hin, diesem Moment, der mit dem JETZT verbunden ist. Bleibe so lange bei dem Baby, wie du möchtest. Sage ihm, dass es geliebt wird. Dann übergib es sanft der Mutter, die es nun selber in die Arme schließt. Sieh den Vater, der hinzukommt, sieh die drei Menschen in Liebe verbunden. Verabschiede dich nun vom Baby, indem du ihm sagst, dass du immer in Liebe verbunden bist.

- Komme nun zurück in das Wachbewusstsein und in deine Umgebung.

- Lasse die Kerze abbrennen oder lösche sie. Entzünde sie immer dann, wenn du es für angebracht hältst.

Seit vielen Jahren schreibe ich markante Träume auf, führe dazu sogar spezielle Traumtagebücher. In den Schwangerschaften besuchen mich jeweils vermehrt Klarträume und Visionen, da der Schleier zwischen den Welten dünner ist als sonst. Dies nahm ich so wahr wie viele andere Frauen auch, die in der Schwangerschaft intensive Träume und Botschaften empfangen, Vorahnungen über das Baby oder die Geburt haben. Es findet offenbar öfters eine unbewusste Kommunikation während des Schlafes statt, die anders ist als sonst. Diese Träume und den Schlafzustand kann man wie Meditationen auch dazu benutzen, mit dem Baby Kontakt aufzunehmen, Fragen zu klären, zuzuhören und offen zu sein für Mitteilungen des eigenen Kindes. Dazu gebe ich dir die folgenden »Traum-Werkzeuge« mit auf den Weg:

## Träumen – Klarträumen – Astralreisen

Jeder Mensch träumt während des Schlafes, nur ist dies nicht allen bewusst. Während der Körper ruht und sich erholt, haben wir die Möglichkeit, jenseits des alltäglichen Bewusstseins Erkundungen zu machen, zu lernen, zu begegnen, zu helfen, zu erleben und zu wirken. Dabei verlässt der feinstoffliche Körper unser physisches Vehikel. Der sogenannte Astralkörper ist losgelöst, bleibt jedoch über eine Art »Schnur«, oft Silberschnur genannt, mit dem physischen Körper verbunden. Dies geschieht für die meisten Menschen unbewusst und unbemerkt, ist jedoch eine ganz normale Begebenheit. Wer sich mit Astralreisen befasst, kann dies auch willentlich herbeiführen.

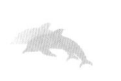 

Im astralen Bereich bieten sich unbegrenzte Möglichkeiten, unsere inneren Lehrer zu besuchen und Wissen zu empfangen, vergangene Leben oder Epochen zu bereisen, Antworten zu finden auf Fragen des Lebens, Heilung zu erlangen und vieles mehr. Dazu gibt es bereits weiterführende Literatur, vor allem in englischer Sprache.

Ich denke, für die meisten klingt dies alles sehr ungewöhnlich und abenteuerlich. Ungewöhnlich vielleicht, abenteuerlich auf jeden Fall! Wenn wir mehr über unser eigenes Wesen und das Leben selbst erfahren, dann ist dies tatsächlich ein großes Abenteuer, eine Reise zu uns selbst.

Das Klarträumen ist eine Vorstufe von Astralreisen. Während eines Traumes bist du dir bewusst, dass du träumst und deinen Traum willentlich steuern kannst. Vermutlich hast du dies auch schon einmal erlebt.

Eine einfache Übung dafür ist, sich während des Tages immer wieder bewusst zu machen, dass man wach ist. Beispielsweise indem man täglich mindestens dreimal seine Finger an einer Hand zählt und laut spricht: »Ich bin wach!« Nach einigen Tagen oder Wochen wirst du das automatisch auch im Traum machen. Doch im Traum hat deine Hand vielleicht plötzlich drei oder acht Finger, eine andere Farbe oder Größe. Du wirst dir bewusst, dass dies ein Traum ist, und kannst ihn dann klar steuern. Du kannst innerhalb des Traumes lernen, an beliebige Orte reisen, dein Baby besuchen, Antworten erhalten oder dir eine wundervolle Geburt vorstellen. Was auch immer, du »arbeitest« auf bewusster Ebene ohne die Hindernisse des physischen Lebens. Eine ausgezeichnete Möglichkeit, das alltägliche Leben zu bereichern.

Als eine weitere Vorstufe und Einstieg möchte ich über das »gewöhnliche, unbewusste« Träumen sprechen. Dies ist ein einfacher, bekannter Weg, um in die unbewussten Sphären unseres Selbst einzutauchen. Wenn wir bereit sind, jegliche Vorstellungen loszulassen, und neugierig genug sind, da einzutauchen, können wir nicht nur uns selber entdecken, sondern auch mit unserem Kind Verbindung aufnehmen, Fragen stellen und uns für Antworten öffnen.

Wenn wir uns morgens nicht an Träume erinnern, heißt dies nicht, dass wir nicht träumen. Es liegt bloß ein Schleier darüber. Häufig ist dies der Fall, wenn wir generell wenig schlafen. Wenn wir hingegen über längere Zeiten regelmäßig genügend Schlaf haben, erinnern wir uns vermehrt an unsere Träume. Am leichtesten ist es, Zugang zu den Träumen zu erhalten, indem wir diese aufschreiben. Anfangs können dies lediglich kurze Sequenzen, losgelöste Fetzen einer vagen Erinnerung, Symbole, Begegnungen oder Gefühle sein. Beginne damit, diese aufzuschreiben. Mit der Zeit, das kann auch sehr rasch gehen, bist du fähig, dich immer öfters, intensiver und detaillierter an die Träume zu erinnern. Mit der Zeit träumst du so viel, dass du vielleicht nur noch sehr prägnante Träume aufschreibst. Wichtig ist, dass du dies regelmäßig machst und damit immer tiefer in die Erfahrung eintauchst.

Es folgt nun eine Übung zum bewussten Erinnern deiner Träume, die du abends vor dem Einschlafen durchführen kannst. Am besten gelingt es, wenn du nicht so müde bist, dass du sofort einschläfst, sondern dein Bewusstsein noch eine Weile aktiv halten kannst. Du kannst die Übung auch vorher mit einem Diktiergerät aufnehmen.

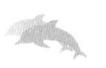

Die Einstimmung zur Meditation kannst du natürlich auch vor jeder anderen Übung, die ich dir vorgestellt habe, durchführen.

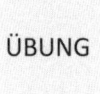

ÜBUNG

## Einstimmung zur Meditation

1. Mache es dir bequem und lege dich so hin, dass dir keine Gliedmaßen einschlafen. Eine flache Position auf dem Rücken funktioniert meist sehr gut.

2. Stelle dir vor, dass du von gleißendem weißem Licht umgeben und vollkommen eingehüllt bist. Fühle dich sicher und geborgen.

3. Atme dreimal tief und langsam in den Bauchraum ein und fülle dich an mit Sauerstoff und Leben. Spüre die Liebe, die mit jedem Atemzug durch dich hindurchfließt.

4. Nun siehst du neben dir einen tiefen Brunnen. Werfe gedanklich alles, was dich bedrückt, hinein in diesen Brunnen, was sogleich in der Tiefe und im Dunklen versinkt. Atme dabei hörbar und kräftig aus. Wende dich ab von diesem Brunnen und konzentriere dich auf das weiße Licht um dich herum. Wie fühlt sich das an?

5. Atme nochmals dreimal langsam und tief in den Bauchraum ein. Entspanne dabei sämtliche Muskeln deines Körpers. Du bist nun für die weiteren Übungen bereit, wovon du dir eine aussuchst:

ÜBUNG

## Erinnern deiner Träume

- Nachdem du dich auf die Meditation eingestimmt hast, siehst du nun vor deinem geistigen Auge jemanden stehen. Es ist dein Lehrer. Wie sieht er aus? Was für ein Wesen ist es? Ist es männlich, weiblich oder androgyn? Ist es menschenähnlich oder eine andere Bewusstseinsform? Was für eine Energie spürst du?

- Dein Lehrer zeigt auf ein vor dir liegendes Buch. Betrachte dieses Buch. Welche Farbe hat es? Wie dick ist es, aus welchem Material?

- Öffne dieses Buch und blicke hinein. Ein Symbol ist darin ersichtlich. Dieses Symbol ist dazu da, dich an deine Träume zu erinnern. Präge dir dieses Symbol ein und fahre ihm geistig mit den Fingern nach. Welche Farbe hat es? Gib deinem Unterbewusstsein die Anweisung, dass du dich von nun an mithilfe dieses Symbols an deine Träume erinnern möchtest. Schließe darauf das Buch.

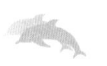 

- Danke deinem Lehrer für seine Hilfe und frage ihn, ob er dir sonst noch etwas mitteilen möchte. Sei offen für jegliche Antworten und Hinweise. Kehre zurück in dein Körperbewusstsein.

- Atme tief durch und bewege deine Finger und Füße, deinen ganzen Körper. Öffne die Augen. Schreibe oder zeichne sofort das erhaltene Symbol auf ein Blatt Papier. Das ist nun der Schlüssel zu deinen Träumen, den du in den Händen hältst!

- Du kannst nun jedes Mal, bevor du schlafen gehst, dieses Symbol anschauen und darum bitten, dich an deine Träume zu erinnern.

- Morgens, wenn du aufwachst, betrachte das Symbol, erinnere dich mehr und mehr an deine Träume und schreibe sie auf.

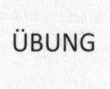

ÜBUNG

## Kontakt mit deinem Baby

Nachdem du dich auf die Meditation eingestimmt hast, siehst du dich selber auf einem Weg stehen, daneben das saftige Grün einer Sommerwiese mit vielen Blumen. Schau dir diese Blumen an. Welche kannst du sehen? Was sind die Farben und Formen? Riechst du sie?

Sieh dir den Weg an, siehst du Steine? Welche Farben und Formen haben sie? Gehe weiter den Weg entlang, bis du zu einem
Waldstück kommst. Die Bäume leuchten intensiv, du fühlst dich
wohl und geborgen in ihrer Umgebung. Gehe in den Wald hinein.

Bald kommst du zu einer Lichtung. Auf dieser Lichtung steht
eine bequeme Liege, die einladend auf dich wartet. Lege dich
hin, fühle, wie sie beginnt zu schaukeln. Du spürst die Anwesenheit von Frauen. Es sind die zeitlosen Wesen der Fruchtbarkeit
und der Geburt, die gekommen sind, dich zu deinem Baby zu
führen. Ihre Gesichter sind weise und strahlen tiefe Ruhe und
Geborgenheit aus. Sie wissen um die Magie der Schöpfung, um
den Prozess der Lebenswerdung. Sie kennen alle Geheimnisse
der Entstehung des Lebens. Sie lächeln dir zu.

Lasse dich schaukeln und spüre ihre Kraft, ihr Wissen und ihre
Liebe zu dir, deinem Baby und allen Wesen. Eine der Frauen tritt
näher, nimmt deine Hände und legt sie auf deinen Bauch. Ihre
Hände ruhen mit etwas Abstand darüber. Spüre die strahlende
Kraft ihrer Hände über deinen. Spüre nun die Wärme und die
sprudelnde Kraft, die von deinem Baby durch die Bauchdecke
nach oben in deine Hände fließt. Fühle das Pulsieren des Lebens.

Sende durch deine Hände die Kraft des Lebens, die Liebe
deines Herzens hin zu deinem Baby. Wenn du die Herzensver-
bindung deutlich spüren kannst und du so weit bist, darfst du
deinem Baby etwas mitteilen. Dies kann ein Gefühl, eine Frage
oder es können liebevolle Gedanken sein. Warte.

Öffne dich für Antworten und Schwingungen deines Babys.
Es kann sein, dass du diese in Form von Gefühlen, Symbolen,
Bildern oder Worten erhältst. Lasse diese fließen und nimm sie
in dir auf.

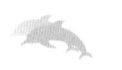 

Danke deinem Baby für dieses Begegnen. Schaukle es gedanklich in deinen Armen und schenke ihm deine tiefe Liebe. Genieße das Zusammensein auf dieser Ebene, solange du möchtest. Wenn du noch weitere Fragen oder Gedanken hast, dann teile sie mit deinem Kind.

Wenn du so weit bist, sage deinem Kind, dass du nun zurück in dein Wachbewusstsein gehst, dass es aber weiterhin immerwährend in Liebe mit dir verbunden ist. Schau dich um und nehme wieder die weisen Frauen und den Wald wahr. Du stehst auf und verabschiedest dich von ihnen.

Nun gehst du den gleichen Weg zurück, bis du wieder bei der Blumenwiese angekommen bist. Du entdeckst dort eine Quelle, die frisch und klar aus einem Stein sprudelt. Das Wasser fließt hinaus und schlängelt sich in einem kleinen Bach durch die Wiese. Wenn du möchtest, kannst du aus dieser Quelle trinken. Sie enthält reine Lebenskraft und schenkt dir und deinem Baby Klarheit, Energie und neue Impulse.

Erfrischt und gestärkt kommst du zurück in dein Wachbewusstsein. Bewege deine Finger und Zehen und spüre deinen Körper und die Umgebung. Öffne deine Augen und nimm die Begegnung mit deinem Kind mit in den Alltag. Schreibe die Antworten auf, die du erhalten hast!

Den Kontakt mit deinem Baby auf diese Weise aufzunehmen stärkt eure Verbindung und festigt das Band als werdende Familie. Es wird dir leichter fallen, auch nach der Geburt diese Verbindung weiterzuführen und zu stärken. Somit wird der Übergang ins neue Elternsein einfacher, und der Alltag wird sich ruhiger gestalten.

Diese Übung kannst du selber immer wieder durchführen. Sollte es dir zu Beginn schwerfallen, den Einstieg zu finden, kannst du dich auch begleiten lassen.

In ähnlicher Form geschieht dies bei einer Babyschaukel-Sitzung.

# Die Babyschaukel – Dialog mit Alyeen und Rückführungen in vergangene Leben

Bei jeder Schwangerschaft gab es für mich wieder neue Dinge zu entdecken. So auch in der vierten Schwangerschaft mit Ayleen. Ich bin auf die Methode der Babyschaukel gestoßen, weil ich wegen Hautproblemen eine Therapeutin für Rückführungen aufsuchte, um die Ursachen herauszufinden. Es ging darum, zu sehen, ob eventuell frühere Leben damit zusammenhingen.

Natürlich war ich ein wenig skeptisch, ob dies bei mir funktionieren würde, ob ich denn überhaupt irgendetwas in der Tiefenentspannung wahrnehmen könnte. Ich war sehr neugierig, wusste aber nicht so recht, was mich da erwartet.

### Brainwaves – Gehirnwellen und ihre Bewusstseinsebenen

Bei Meditationen oder anderen Entspannungstechniken, Hören von Brainwave-Musik oder auch bei der Rückführung

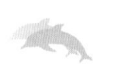 

gelangt die Person in andere Bewusstseinszustände. Die Tiefe der Entspannung hängt mit dem Verlangsamen der Gehirnwellen zusammen. Das Gehirn könnte man mit einem Radio vergleichen, die Wellen oder Frequenzen entsprechen dann unterschiedlichen Sendern. Bei den verschiedenen Bewusstseinsebenen werden die Gehirnwellen in Zyklen pro Sekunde in folgende Kategorien eingeteilt:

BETA – Dies bezeichnet das normale Wach- und Alltagsbewusstsein. Der Fokus ist nach außen gerichtet. Beta-Wellen sind schnell, im Bereich von 15 bis 40 Zyklen pro Sekunde.

ALPHA – Dies ist ein entspannter Zustand, den wir mittels Entspannungsübungen und Meditationen leicht erreichen können. Es ist die angestrebte Frequenz für Methoden wie Rückführungen, Babyschaukel, Hypnobirthing und Hypnosesitzungen. In diesem Zustand erhalten wir Zugang zu unserem Unterbewusstsein und sind dennoch geistig präsent. Die Alpha-Wellen sind bereits langsamere Wellen und bewegen sich zwischen 9 und 14 Zyklen pro Sekunde.

THETA – In diesem Zustand ist die Person in einer Tiefenentspannung oder kurz vor dem Wegdriften des Bewusstseins beim Einschlafen. Dieser Zustand ist für Sitzungen wie Hypnose und Rückführungen weniger geeignet. Die Suggestionen, die in diesem Zustand das Unterbewusstsein erreichen, wirken wie im Alpha-Zustand, oft erinnert sich die Person jedoch nicht mehr im Wachbewusstsein daran. Theta-Wellen liegen bei 5 bis 8 Zyklen pro Sekunde.

DELTA – Dieser Zustand ist wenig erforscht. Man spricht oft vom komatösen Zustand, der beim sehr tiefen, traumlosen Schlafen zustande kommt. Es ist jedoch keine vollkommene Bewusstlosigkeit. Aus einem solchen Zustand kann man mit einer plötzlichen Idee, Eingebung oder Lösung eines Problems erwachen. Die Zyklen liegen zwischen 1,5 und 4 pro Sekunde.

Das Eintauchen in den Alpha-Zustand war mir aus Meditationen oder Techniken wie Hypnobirthing und Quantum Jumping bereits geläufig. Es fiel mir deshalb sehr leicht, mich während der Rückführung mit der Therapeutin in diese Bewusstseinsebene führen zu lassen. Der Vorteil einer geführten Sitzung ist, dass die leitende Person gezielt Fragen stellt, je nachdem, was auftaucht. Dies hindert einen daran, logisch über etwas nachzudenken, was einen sofort aus dem Alpha- zurück in den Beta-Zustand befördern würde. Die Fragen kommen rasch und lassen keine Zeit für eigene Urteile oder Bewertungen, für ein Nachgrübeln, ob dies denn nun wahr oder wirklich ist. Für mich selber ein klarer Vorteil, da ich sonst ein sehr kopflastiger Mensch bin und mein Denken oft die Oberhand gewinnt. So strömten jedoch die Eindrücke ungehindert hinein, und ich konnte sie einfach wiedergeben, die Therapeutin machte sich dazu Notizen.

Das Resultat war überwältigend. In einer Sitzung wurde ich gleich mit drei traumatischen Leben konfrontiert. Zwei in der Opferrolle, eines in der Täterrolle. Die Eindrücke, Bilder, Emotionen und Erinnerungen, die dabei hochkamen, waren sehr bewegend. Ich war sehr froh, denn wir konnten im abschließenden Heilritual die Ursachen für meine Hautprobleme

auflösen. Ich erlebte die Lebenssituationen, die Traumata, die Tode im Zusammenhang mit meiner Haut in den damaligen Leben nochmals mit. Schmerzen waren körperlich nicht spürbar, die damit verbundenen Gefühle jedoch schon. Es war eine tief greifende Erfahrung und brachte mir zusammen mit einem abschließenden Ritual tatsächlich Heilung bis in die tiefen Ebenen der Ursachen. Ehrlich gesagt, ich hatte solche Leben auch nicht gerade erwartet und war überrascht, mich in diesen Rollen und Menschenleben wiederzufinden. Es tat einfach nur gut, diese Aspekte anzuschauen, zu heilen und in der Gesamtheit als Wesen zu integrieren. Ich bekam nicht nur in Bezug auf meine Haut viele Erkenntnisse, sondern hatte ganz viele Aha-Erlebnisse, weshalb ich in diesem Leben dies und das mag oder eben nicht, weshalb ich dementsprechend Erfahrungen mache oder machen möchte. Man kann sagen, diese drei Leben haben mir enorm die Augen geöffnet in meinem Verständnis von mir selber. Ich war davon dermaßen tief beeindruckt, dass ich mir dazu mehr Literatur und CDs besorgte, um selber noch in weitere Leben zurückzugehen. Auch dies hat wieder geklappt, allerdings ist es zu Beginn tatsächlich einfacher, sich von einem gut ausgebildeten Therapeuten führen zu lassen. Zur inneren und äußeren Heilung arbeitete ich nach den Rückführungen, nachdem ich die Ursachen kannte, jeweils schamanisch mit Patrick zusammen. Teils nahm ich Sitzungen bei ihm, teils half er mir, selber Heilrituale durchzuführen, um auch im Physischen die Heilung dauerhaft in der Materie zu verankern. Diese brachten dann die erwünschten Erfolge. Es ist wichtig, dass bei Krankheiten nicht einfach nur Symptome bekämpft, sondern die Ursachen angegangen werden. Sonst tritt man auf der Stelle, und sie kommen wieder, möglicherweise sogar in anderer Form.

Doch nun zurück zur Babyschaukel. Im gleichen Alpha-Zustand wie bei der Rückführung ist es möglich, Kontakt mit deinem Baby im Bauch aufzunehmen und mit ihm zu sprechen. Dies wollte ich unbedingt ausprobieren, da ich besonders im Hinblick auf den Geburtsort noch offene Fragen hatte. Für die Geburt war es mir wichtig zu erfahren, was unser Kind von meinen Geburtsplänen hielt. Denn auch diese Geburt war wie die letzten beiden Alleingeburten – alleine zu Hause im Wasser – geplant. Das Problem war, dass das alte Haus, in welchem wir damals gerade wohnten, für eine Hausgeburt wirklich nicht geeignet war. Inzwischen hatten wir die Alm verlassen und sind noch zweimal umgezogen. In diesem Haus fehlte es an Gemütlichkeit, und ich befürchtete sogar, dass der Geburtspool bei den alten Holzdielen gleich einen Stock tiefer fällt. Aus diesem Grund suchte ich nach Ferienhäusern zur längeren Miete. Mein Favorit unter den Möglichkeiten wäre gewesen, für die Geburt nach Findhorn, Schottland, zu fahren. Ich wollte das bezaubernde Chalet mieten, wo ich unser Baby empfangen habe. Das Chalet hatte ich bereits reserviert, doch wäre unser Kind damit einverstanden? Dies wollte ich nun klären.

Trotz der erfolgreichen Rückführungen war ich auch dieses Mal etwas skeptisch und fragte mich, ob es mir gelingen würde, Kontakt mit dem Baby aufnehmen zu können. Würde ich wirklich Antworten erhalten? Die Therapeutin führte mich wiederum zunächst in den gewünschten Entspannungszustand und stellte die gemeinsam besprochenen Fragen, auf die ich mir Antworten erhoffte. Ich lag ganz entspannt da und ließ mich

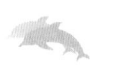 

von ihr führen. Wie bei der Rückführung funktionierte es sofort. Die Bilder und Eindrücke sprudelten nur so los. Ich erhielt viele Informationen von meinem Baby. Auf die Frage des Geburtsortes antwortete es ganz klar: »Ja, ich würde in Findhorn sehr gerne zur Welt kommen, da es an diesem Ort ein riesiges ›Portal‹ (ein Tor, einen Tunnel) gibt, um als Seele in unsere Welt eintreten zu können. Es wäre da einfacher, durchzukommen.«

Gleichzeitig sah ich in Bildern vor mir den Ort Findhorn auftauchen. Von da ausgehend ragte ein riesiger Vortex, ein spiralförmiger Wirbel, unendlich weit hinauf ins Universum. Es war sehr eindrucksvoll.

Auf die Frage, ob es denn auch in der Schweiz Möglichkeiten für die Geburt gäbe, antwortete mein Baby: »Ja, das wäre auch in Ordnung, die Portale sind da aber viel kleiner.« Bei dieser Aussage sah ich bildlich vor mir die Schweiz mit vielen, im Vergleich zu Findhorn, winzigen Spiralen. Eine Spirale fiel mir besonders auf, sie befand sich in Gais, dem zukünftigen neuen Wohnort, wo Ayleen schließlich geboren wurde. Doch zu diesem Zeitpunkt wusste ich das noch nicht, nicht einmal, dass wir überhaupt bald erneut umziehen würden.

Ich fragte weiter, ob sie, wie ich sie wahrnehme, ein Mädchen sei. Erst Lachen, dann ein entschiedenes »Ja!«. Also fragte ich sie weiter, ob sie mit dem Namen Ayleen einverstanden wäre. Sie bejahte erneut. Wie wäre es mit dem Zweitnamen »Céline«? Es kam ein starkes »Nein«, und sie übermittelte mir ihren Zweitnamen »Wayna«. Ich musste später erst einmal im Internet suchen, bis ich damit etwas anfangen konnte. Patrick hatte auf seiner Visionsreise den Berg Huayna Picchu hoch über

Peru in den Anden bestiegen und dort Rituale durchgeführt. Die Aussprache von »Huayna« und »Wayna« war gleich, der Bezug war bereits da. Somit war die Entscheidung gefallen. Es war für uns auch in Ordnung, dass Ayleen ihren zweiten Namen selbst wählte. Klang ist Schwingung, und so trägt jeder Name, jeder Klang eine andere Energie. Ich finde es sehr schön, wenn ein Baby seinen Namen selbst wählt, seinen eigenen Klang in die Welt hinausträgt.

Meiner Erfahrung nach ist die Babyschaukel eine wunderbare Möglichkeit, in tief gehenden Kontakt mit dem Ungeborenen zu treten, mit ihm zu sprechen und solch wichtige Fragen zu klären. Es war für mich sehr hilfreich zu erfahren, wie es unserem Baby geht, was es mag und was nicht, was es zur Namenswahl und Wahl des Geburtsortes zu sagen hat. Bei der Babyschaukel geht es darum, mit dem Baby zu kommunizieren, sei es direkt durch Worte, Bilder oder Gefühle. Ich kann sie als Dialog zwischen Mutter und Ungeborenem jeder Schwangeren empfehlen.

Ebenfalls ist die Rückführungstherapie eine unglaublich effektvolle Form, Ursachen für Knoten oder Probleme zu finden und aufzulösen. Es müssen auch nicht immer traumatische Erfahrungen sein, die es zu lösen gilt. Auch schöne, wundervolle Erfahrungen sind in unserem Bewusstsein abgespeichert und haben ihre Auswirkung auf unser jetziges Leben und das darin enthaltene Beziehungsnetz zu anderen Menschen. Es ist ein wirklich spannendes Gebiet, das sich lohnt, anzuschauen, wenn du selber das Bedürfnis hast, dich als Wesen ›Mensch‹ in deinem jetzigen Leben, in deinen Aufgaben, Positionen und Beziehungen besser zu verstehen.

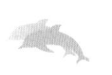 

Im Gegensatz zur Babyschaukel wird die therapeutische Rückführung, wann immer möglich, nicht in der Schwangerschaft durchgeführt. Wenn es allerdings ein dringendes Anliegen zu bereinigen gibt, dann wird vor der Sitzung das Baby erst energetisch geschützt, damit das Erlebte während der Rückführung nur die Mutter betrifft.

## Die Geburt von Ayleen

Es war Anfangs März 2013, der Schnee bedeckte noch in seiner weißen Pracht den Boden. Die ersten Frühlingsblumen waren kaum zu sehen. Ich war hochschwanger und freute mich sehr auf die Geburt unseres Kindes. Eigentlich war es fast eine doppelte Geburt. Denn auch mein anderes »Kind«, mein erstes Buch, würde im gleichen Monat erscheinen. Ich fieberte somit zwei Geburten entgegen.

Wir fanden in Gais, dem Ort, den ich während der Babyschaukel-Sitzung gesehen hatte, unser neues Zuhause. Eine Woche vor der Geburt zogen wir ganz kurzfristig dort ein. Bis in die späten Abendstunden waren wir jeden Tag damit beschäftigt, das Haus hübsch einzurichten und Kartons auszuräumen, damit alles bereit war für die Geburt. Ich hatte zwischendurch »Fehlalarm« durch Vorwehen und war froh, dass wir alles noch rechtzeitig erledigen konnten.

## GEBURTSBERICHT AYLEEN
Dritte Alleingeburt zu Hause, 18. März 2013

Am Morgen des 18. März 2013 hatte ich das Gefühl, es wäre ein guter Tag für die Geburt. Da ich während der vierten Schwangerschaft auch keine Begleitung durch Arzt oder Hebamme wollte, hatte ich den Geburtstermin anhand der letzten Monatsblutung selbst errechnet. Es war der 18.03.2013. In der letzten Zeit der Schwangerschaft hatte ich wie bei Anaels Schwangerschaft etwas Wassereinlagerungen, vor allem in den Beinen. Ich war auch noch nicht wirklich bereit, das Baby loszulassen. Dies auch, weil ich für mich dachte, dass es wohl die letzte Schwangerschaft sei. Inzwischen weiß ich es besser, lächle gerade darüber und trage unser fünftes Kind unter dem Herzen.

Mehrmals bin ich in meinen Büchern über die homöopathischen Globuli »Pulsatilla vulgaris« gestolpert. Scheinbar per Zufall. Auch im Gartenheft las ich gerade über die Küchenschelle (deutscher Pflanzenname), die oftmals in der Geburtsvorbereitung eingesetzt wird. Als allgemein gültiges Rezept oder zur Vorbereitung kann man diese selbstverständlich nie nehmen. Homöopathie ist nur nach einem Gesamtbild einsetzbar. Das körperliche und seelische Befinden sind maßgebend für die Wahl von homöopathischen Mitteln. Nun hat Pulsatilla für mich körperlich wie auch seelisch zu diesem Zeitpunkt genau zugetroffen, und ich nahm deshalb am Morgen fünf Kügelchen. Das reichte bereits. Ich konnte mich so richtig für die Geburt, für das Loslassen des Babys entscheiden und von Herzen Ja sagen. Ich war bereit, unser Kind zu gebären.

Patrick und ich hatten uns vor dem Mittag nochmals in Liebe vereint, und im Gegensatz zu den Tagen zuvor wirkte es. Im Laufe des Nachmittags spürte ich immer wieder mal ein sanftes Ziehen im Kreuz. Wir gingen noch kurz einkaufen, und ich watschelte langsam im typisch Endschwangerschafts-Entengang mit.

Als wir wieder zu Hause waren, machte ich es mir im Wohnzimmer gemütlich. Ich lief umher, schaukelte mit dem Becken, damit sich das Baby optimal positioniert, und hörte klassische Musik. Das Ziehen war weiterhin sanft und regelmäßig. Patrick war noch draußen mit dem Aufrichten des Wacholderbaumes vor dem Haus beschäftigt, der dem Druck der Schneelast nicht standhalten konnte. Draußen schneite es, alles war so friedvoll.

Gegen 18.00 Uhr bat ich Patrick, das Geburtszimmer vorzubereiten und den Raum schamanisch auf die Geburt einzustimmen. Dazu hat er getrommelt, um sich in den gewünschten Bewusstseinszustand zu versetzen, und verwendete Kristalle und Räucherwerk. Als dies vollendet war, berichtete er mir, dass er während des Rituals unsere Ahnen wahrgenommen hatte sowie unser Baby als Lichtkugel. Was mich ganz besonders berührte: Er sah meinen verstorbenen Vater im Zimmer. Ich freute mich sehr darüber, und dies gab mir nochmals zusätzlich Vertrauen und Mut in die eigene Kraft als Frau und Gebärende.

Danach ging ich ins Geburtszimmer und zündete die Kerzen an. Auf einem Glasteller brannte die Geburtskerze für das Element Feuer, umgeben von Federn für das Element Luft sowie Erde aus dem Garten und einigen Wacholderbeeren von unserem Schutzbaum für die Verbindung zur Mutter Erde. Für das Element Wasser legte ich die »Rose von Jericho« in ein Schälchen mit Wasser. Ein weiteres Ja von mir, ich bin bereit. Es heißt, man solle zu Beginn der Geburt die Rose von Jericho ins Wasser legen. Sie werde sich bis zum Ende der Geburt öffnen, was sich auch bei dieser Geburt bewahrheitete.

Der Geburtspool stand bereit, jedoch noch ohne Wasser. Eine halbe Stunde später spürte ich bereits stärkere Wellen, die ich veratmen konnte. Das heißt, jedes Mal, wenn eine Welle kam, konzentrierte ich mich darauf, schloss die Augen und atmete tief in den Bauchraum ein und aus. Dazwischen kreise ich mit dem Becken, um das Baby wieder gut zu positionieren. Die Wellen waren kurz, dauerten gerade mal etwa 30 Sekunden. Dazwischen lagen immer noch angenehme lange Pausen. Es ist also durchaus möglich, mit solchen kurzen angenehmen Wellen effektive Geburtsarbeit zu leisten. Der Schlüssel liegt in der Konzentration, der Entspannung und der Atmung. Die Ruhepause zwischen den Wellen ist da, um Kraft zu tanken.

Künstlich erzeugte Wellen mit Wehenmittel sind meist unerträglich. Es gibt kaum oder keine Wehenpausen, die Schmerzgrenze wird überschritten, sodass die Gebärende nur noch den Wunsch hat, erlöst zu werden, mit einer PDA oder einem Kaiserschnitt.

Wellen sind kraftvoll, besonders in der Endphase. Doch natürliche Wellen sind ohne Interventionen, in Ruhe und vertrauter Umgebung gut zu begegnen. Und wie gesagt, es gibt Pausen, die Kraft schenken. Die Wehendauer sagt nichts aus über die Wirkung. Diese sanften kurzen Wellen, wie ich sie nun spürte, waren bereits erfolgreich für die Eröffnungsphase.

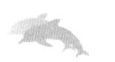 

Während der Wellenpausen schrieb ich noch einen Teil dieses Geburtsberichtes. Ich schaute zwischendurch auf die Uhr, weil ich selber noch nicht sicher war, ob es sich wirklich bereits um Geburtsarbeit handelte oder ob es doch nur Übungswellen waren.

Wir freuten uns alle auf die Geburt. Patrick und die Kinder waren immer noch bei mir. Wir machten einige Fotos, und dann spielten die Kinder nebenan.

Patrick begann mit dem Füllen des Geburtspools. Inzwischen veratmete ich weiter die immer noch angenehmen Wellen und hielt mich dazu auch am Tragetuch fest, welches ich über die Türe gehängt hatte.

Da die Kinder am Morgen noch gebadet und wir geduscht hatten, reichte das warme Wasser nicht, um den Pool richtig voll zu füllen. Das warme Wasser sollte jedoch bis über den Bereich meines Kreuzes reichen, wenn ich kniete. Deshalb hat Patrick zusätzlich in der Küche in der großen Spaghetti-Pfanne Wasser erwärmt. Die Kinder brachten mir ihre Zeichnungen, die sie soeben für mich für die Geburt gezeichnet hatten. Ich freute mich sehr über die süßen Bilder.

19.30 Uhr stieg ich in den Geburtspool und schrieb nebenbei noch die letzten Zeilen in mein Notizheft. Draußen schneite es immer noch, doch es war bereits dunkel geworden. Das Zimmer war in schummriges Kerzenlicht getaucht, und ich war ganz für mich, ohne irgendwelche Personen im Raum. Ich meine damit, ohne physisch anwesende Personen. Ich fühlte mich jedoch alles andere als »allein«, sondern vielmehr umgeben und getragen von Geburts-und Schutzengeln, die anwesend waren. Sie waren nicht körperlich da, aber ich spürte sie. Für mich ist der Begriff »Alleingeburt« deswegen auch nicht wirklich passend.

Patrick brachte noch zweimal Wasser, das dritte Mal lehnte ich dankend ab. Ich spürte, dass es bereits auf das Ende der Geburt zuging.

Die letzte Stunde war gekommen, die intensive »Arbeitsphase«. Bei den Geburten von Elyah, Anael und auch Ayleen hatte ich jeweils diese Phase ganz bewusst und sehr konzentriert genutzt, deshalb verlief sie auch so rasch.

Ich hörte wieder meine Hypnobirthing-CD. Während der aktiven Phase sitze ich nicht im Pool, sondern gehe auf die Knie. Mithilfe der Schwerkraft und dieser Position kann mein Körper optimal gebären. Dieses Mal war es etwas schwieriger, weil nicht genug Wasser im Pool war, um den Kreuzbereich zu bedecken. Ich kniete trotzdem, jedoch mit nach außen abgewinkelten Beinen, damit das Wasser den Rücken doch umfasste. Diese Position war für etwas über eine Stunde recht anstrengend, deshalb war ich am Ende der Geburt auch ziemlich außer Puste. Um genügend Halt zu haben und den unteren Körperteil zu entspannen, hielt ich bei jeder Welle das Tragetuch ganz fest. Ich hing regelrecht daran. Dies war für die Arme anstrengend, doch entspannte mein Becken und die Beine.

Bei jeder Welle atmete ich weiterhin tief und kräftig ein und aus. Dazu konzentrierte ich mich vollständig auf das, was ich beabsichtigte. Zuerst die Öffnung des Muttermundes, danach das Heruntergleiten des Babys in den Geburtskanal. Meine Gedanken waren also immer absolut fokussiert auf das Ziel.

Um 20.00 Uhr spürte ich in mir drin einen »Plopp«. Ist die Fruchtblase nun geplatzt? Ich griff in die Vagina, um zu spüren,

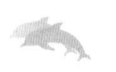

ob das Baby bereits im Geburtskanal war. Doch im Gegensatz zu Elyah und Anael, die eine Weile dort zu spüren waren, bevor sie geboren wurden, ertastete ich den Kopf noch ganz weit oben.

Es kamen starke, kurze Wellen, die ich genau gleich tief beatmete und mir dabei vorstellte, wie Ayleen sich nach unten schob. Nach einigen Wellen griff ich nochmals in die Vagina und spürte den Kopf immer noch weit oben. Kurz danach hatte ich ein Ich-muss-aufs-Klo-Gefühl. Ich atmete bewusst nach unten und hielt mich dabei am Tuch fest, gleichzeitig kniete ich mich, so breit wie es ging, im Pool hin. Ayleen bahnte sich sofort ihren Weg nach unten, und ich spürte die große Weitung. Ihr Köpfchen war kurz davor, geboren zu werden. Ich fühlte dies mit der Hand und war außer mir vor Freude. Die Kristalle, die ich bis dahin zur Unterstützung in der Hand gehalten hatte, warf ich ins Wasser, da nun der Moment gekommen war, das Baby zu empfangen. Vor der nächsten Welle überlegte ich noch kurz, Patrick und die Kinder zu rufen. Doch sie waren gerade im unteren Stock des Hauses mit dem Abendessen beschäftigt, und die nächste Welle kam bereits.

Ich spürte diese gewaltige Urkraft, den Druck, der unser Baby in die Welt bringen würde. Ich lachte und sagte laut zum Baby, dass ich mich freue, wie schön es ist, dass ich es nun gleich in meine Arme nehmen könne. Innerlich sagte ich laut: »JAAA!« Ich war bereit, diese enorme Dehnung zuzulassen und über den Druck, den ich spürte, doch akzeptierte, hinauszugehen. Es war ein unglaublich schönes Gefühl, als das Köpfchen heraustrat und ich es mit beiden Händen empfing. Kurz darauf war auch schon der Körper geboren. Noch außer Atem rief ich nach Patrick und den Kindern. Ayleen schwamm mit großen geöffneten Augen unter Wasser. Unser Baby wurde 20.30 Uhr geboren.

Was für ein bewegender Augenblick! Alle standen um den Pool und bewunderten das Baby. Ganz ergriffen von diesem Glücksmoment und dem Anblick von Ayleen, hob ich sie sanft aus dem Wasser. Sie hatte noch etwas Mühe mit dem Atmen. Mund und Nase waren wohl noch nicht ganz frei. Ich hielt sie aufrecht bei mir und wartete ab, bis sie richtig atmete. Sie war über die Nabelschnur noch mit der Plazenta verbunden, und so konnte ihr Körper sich langsam daran gewöhnen, zu atmen und alle Funktionen in Betrieb zu nehmen. Erst schrie sie, dann suchte sie meine Brust und fing schon kurze Zeit später an zu saugen.

Ich stieg mit Ayleen aus dem Pool und legte mich gleich nebenan ins Bett. Es war weiterhin so friedlich und gemütlich. Wir schwelgten im Moment der Stille und des Genießens des angekommenen Lebewesens.

Nach etwa einer Stunde setzte ich mich kurz auf, und die Plazenta kam sogleich raus. Wir legten sie neben Ayleen in eine Schüssel. Da wir auch dieses Mal eine Lotusgeburt wählten, war die Plazenta noch bis am fünften Tag über die Nabelschnur verbunden. Am ersten Tag lag sie in der Schüssel, danach begann ich mit dem Ritual der Trocknung. Dazu benutzte ich Meersalz, getrockneten Lavendel aus unserem Garten und ätherische Öle. Die Plazenta wickelte ich in Mullwindeln und legte sie in die speziell dazu genähte Plazenta-Tasche. Leonie fand dies ganz spannend und half mir gerne dabei. Elyah hielt dezent Abstand und wollte nur zuschauen. Das fand ich lustig.

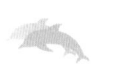 

Das Ritual war somit »Frauensache«. Wir hießen Ayleen damit nochmals in dieser Welt willkommen, bis sie bereit war, ganz loszulassen und die Nabelschnur abfiel. Die Handhabung mit Windelfrei war manchmal nicht ganz einfach. Ich musste ja das Baby, das mit der getrockneten Nabelschnur noch mit der Plazenta verbunden war, über das Asiatöpfchen halten. Aber ich hatte ja bereits Übung von den letzten beiden Lotusgeburten, und somit klappte auch dies. Es ist also durchaus möglich.

Die ersten Tage verbrachte ich ohnehin im Bett. Körperlich gesehen ging es mir fantastisch, weil auch diesmal nichts während der Geburt gerissen war. Trotzdem nahm ich zweimal die homöopathischen Globuli Arnica, um die Heilung des Körpers zu unterstützen. Und ich schlief oft, lag auch viel, damit sich der Körper gut erholen und zurückbilden konnte. Es schneite nochmals ganz viel. Dadurch war es drinnen umso gemütlicher.

Die Nachwehen waren dieses Mal nicht sehr stark. Ich wusste ja, dass es wichtig ist, die Blase regelmäßig zu entleeren, um unnötige Kontraktionen der Gebärmutter zu vermeiden. Auch hatte ich immer eine Wärmeflasche im Rücken.

Patrick kümmerte sich wunderbar um die Kinder, das Essen und den Haushalt. Am ersten Tag hatte ich noch nicht so das Bedürfnis nach viel Nahrung, danach kam der Appetit zurück. Bereits in den ersten Tagen, in welchen noch das Kolostrum, die erste Muttermilch, floss, trank Ayleen schon reichlich. Der Milcheinschuss war auch dieses Mal überhaupt nicht stark, vielmehr wandelte sich das Kolostrum allmählich in Muttermilch um, und die Menge steigerte sich angenehm langsam. Ayleen trank sehr gut und nahm auch stetig zu. Nicht wie manche Babys, die in den ersten Tagen abnehmen, was ich damals im Geburtshaus auch bei Leonie beobachtete. Ayleen hatte schon nach einigen Tagen Pausbäckchen bekommen und war putzmunter.

Auch zu ihr habe ich nach dieser wunderschönen Geburt von Anfang an eine tiefe Liebe gespürt. Es war die Fortsetzung des Liebesbandes, das immer stärker wird. Ich hatte es ja bereits in der Schwangerschaft und davor mit der bewussten Einladung an die Seele und der besonderen Empfängnis geknüpft. Es gibt so viele Momente, wo ich sie nur betrachte und denke: Ja, das ist wahres Glück auf Erden!

Ich möchte jeder Frau wirklich Mut machen, zu Hause zu gebären. Denn diese Freude, dieses Glück ist kaum im Krankenhaus zu finden. Schmerz ist nicht gleich Schmerz. Wenn du geborgen und gemütlich zu Hause bist, umgeben von deinen Lieben, empfindest du Schmerzen ganz anders als in einer dir unbekannten, lieblosen Umgebung mit lauter Fremden.

Entspannung ist das Zauberwort. Wenn du in Ruhe zu Hause entspannen kannst, weil du dich wohlfühlst, weil dich nur Menschen umgeben, die dich lieben und achten und Vertrauen in dich und deine Kraft als Frau haben, dann kannst du loslassen, und dein Körper wird in Frieden euer Baby zur Welt bringen.

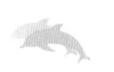 

## Wie ein Schmetterling im Kokon – die essenzielle Geburt

Eine liebe Freundin erzählte mir von ihrer letzten Alleingeburt, eine von drei wundervollen, einfachen selbstbestimmten Geburten – bei insgesamt fünf Kindern, die sie zur Welt brachte. Das Besondere an dieser Geburt ist, dass sie sich auch nach eineinhalb Jahren immer noch an den ganzen Ablauf vollkommen detailliert und bewusst erinnert. Jede Bewegung, jeder Moment, ja selbst der Geruch hat sich ihr in solch einem Maße eingeprägt, dass sie diese Eindrücke allesamt minutiös abrufen kann. Das finde ich persönlich sehr erstaunlich. Natürlich kann ich meine Geburt auch wieder in Erinnerung rufen, doch, ehrlich gesagt, nicht jeden Moment oder jede Handlung.

Wie kommt es zu dieser filmartigen Erinnerung, die sich in hoher Auflösung vor- und zurückspulen lässt? Was hat es damit auf sich? Vermutlich spielen verschiedene Faktoren bei dieser Geburt eine Rolle. Spannend ist, dass sie bei dieser Geburt nicht den Geburtspool oder sonst einen »offenen« Ort wählte, sondern sich im Bett unter die Decke verkroch. Das heißt, sie war vollkommen umhüllt von einer Art Kokon, der jegliche Einflüsse von außen, seien es Geräusche, Licht oder Gerüche, ausblendete. Die Geburt wurde somit auf ein Minimum an äußeren Reizen reduziert und in ein Maximum an Intensität und Bewusstheit in den Geburtsvorgang gehoben.

In diesem geschützten Raum war es offenbar möglich, dass sich sämtliche Eindrücke der Geburt sich in besonderem Maße ins Bewusstsein einbrennen konnten. Dies macht durchaus Sinn, wenn wir bedenken, dass gerade die Dunkelheit und das Fehlen der Sicht wie bei einem Blinden unsere anderen Sinne schärfen.

Die dicke Decke umhüllte sie wie ein Kokon, ein Zustand, den wir selber aus unserer Zeit im Mutterleib intuitiv und instinktiv erinnern. Dies erweckt auch in den meisten erwachsenen Menschen ein Gefühl von Geborgenheit und Sicherheit.

Ich habe darüber mit Patrick gesprochen, der die Parallele zum Schamanismus zieht. Bei einer schamanischen Visionssuche wurde und wird teilweise heute noch ein solcher Zustand hergestellt, indem der Suchende sich in die Natur begibt. Er kann sich im Wald in die Erde eingraben oder Tage und Nächte in einer dunklen Höhle verbringen. Es ist ein Eintauchen in den und Verweilen im Schoß der Mutter Erde.

Dieses Verschmelzen mit der Erde ist ein Urbedürfnis, dass viele Schwangere spüren. Ich hatte bei drei Schwangerschaften in den letzten Wochen eine richtige Sucht nach Erde, ohne dass ich zuvor von diesen schamanischen Praktiken wusste. Ich war so versessen auf den Geruch von feuchter Erde, dass ich beim Besuch eines tropischen Gartens diesen kaum mehr verlassen wollte. Am liebsten hätte ich den ganzen Tag an Erde gerochen, mich darin gewälzt oder gar davon gegessen. Obwohl ich auch sonst ein Naturmensch bin und es liebe, im Garten zu werkeln, war dieser besondere Drang nach Erde in den letzten Schwangerschaftswochen doch sehr ungewöhnlich.

## Der Geburtsdom

Patrick und ich haben unseren Gedanken freien Lauf gelassen und darüber sinniert, was es für Möglichkeiten gäbe, in der

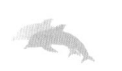 

Natur in einer Art Kokon zu gebären. Vielleicht könnte man ein kleines Lehmhaus bauen oder eine Höhle, ähnlich einer Schwitzhütte, die mit Steinen beheizbar wäre. Um das Gefühl des Kokons zu erzeugen, müsste sie klein sein, niedrig, vielleicht mit einem Platz mit Erde oder aber auch mit einem Becken, welches mit Wasser gefüllt werden kann, um eine Verbindung von den Elementen Wasser und Erde zu schaffen. Wir haben uns verschiedene Varianten in unserer Fantasie ausgedacht und nannten diese Kokons den »Geburtsdom«. Ein Geburtsdom, angelehnt auch an die Idee, dass Frauen bei den Naturvölkern früher, teilweise wohl heute noch, sich für die Geburt in eine »heilige Hütte«, ein Tipi, eine Jurte oder in ein ausgewähltes besonderes Zelt zurückzogen. Dort brachten sie mithilfe einer Schamanin oder in Begleitung von erfahrenen Frauen ihr Baby zur Welt. Auch ich hatte ja in unserem Haus das Badezimmer zu einem persönlichen Geburtszimmer ganz nach meinen Bedürfnissen eingerichtet. In jedem Fall ist der »Geburtsdom« eine schöne Idee, die jede Frau – und sei es wenigstens mit einem eigenen, persönlichen Geburtsplatz – mithilfe ihrer Familie auch in die Praxis umsetzen kann.

Wie die Geburt bei meiner Freundin gezeigt hat, muss der Kokon jedoch nicht zwangsweise in der Natur mit großem Aufwand aufgebaut werden. Der Kokon kann auch ganz einfach sein, sozusagen eine kleine Höhle, umschlossen von einer wärmenden, schützenden Bettdecke.

Ich glaube, dass es auch möglich ist, ohne jegliche Hilfsmittel sich mit der Kraft der Visualisierung in solch einen Kokon zu versetzen. Ein schönes Bild entstehen zu lassen und ganz einzutauchen in dieses Nichts, in diese Dunkelheit, in der nur noch die Geburt im Zentrum steht. Das ist bei einer Allein-geburt ohne jegliche Begleitung sicher am ehesten möglich, da keine weiteren Personen den Prozess stören können. Dazu die Dunkelheit und ein kleiner Raum, eine kleine Höhle, ein kleines Nest, in das die Gebärende sich zurückzieht, abseits von Licht und Geräuschen.

Ich selbst habe diese Form von essenzieller Geburt nicht er-lebt. Ich nenne sie essenziell, weil sie reduziert ist auf das Wesentliche, auf die Essenz. Bei mir waren das Element Was-ser und andere Hilfsmittel, die ich verwendete, bislang sehr wichtig. Und doch kann ich mir gut vorstellen, dass eben ge-rade durch die Stille, Dunkelheit und Raumbegrenzung ein Maß an Geborgenheit zustande kommt, das das Erleben der Geburt in einer vollkommenen Bewusstheit möglich macht, sodass sich alle Sinneseindrücke um ein Vielfaches tiefer ein-prägen und somit auch später abrufbar sind.

Jede Frau ist anders und jede Geburt ebenfalls. Es ist schön, wenn du dir zu deiner jetzigen bevorstehenden Geburt, egal ob du schon geboren hast oder es die erste ist, Gedanken machst, was für dich essenziell ist – ob und welche Hilfsmittel du dazu nehmen möchtest, ob du dich für die Geburt lieber in deinen eigenen Kokon oder gar in die Natur hinausbegeben möchtest. Immer geht es darum, dir deinen eigenen heiligen Platz zu er-schaffen, der deine Geburt unterstützen und erleichtern wird, allein weil du dich an diesem Ort geborgen fühlst.

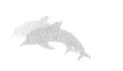 

## Meeresgeburt und Delfine

Es gibt Träume, die tief in einem schlummern. Sie warten darauf, entdeckt zu werden, damit sie sich entfalten können, sich ins Leben ergießen. Ich trage seit einigen Jahren einen solchen Traum in mir.

Angefangen hat es damit, dass ich über das Buch *Meergeboren* von Chris Griscom gestolpert bin. Es ist schon lange vergriffen. Mit einiger Mühe und Recherche hatte ich es endlich gefunden und mich beim Lesen sofort in den Bann gezogen. Die Worte und Bilder flossen mir direkt ins Herz. Der Keim meines eigenen Traumes wurde damit gesät.

Delfine und Wale haben mich schon immer fasziniert. Ich wusste nur nicht so genau, weshalb. Mit zwölf Jahren hatte ich das Glück, zusammen mit meinem Bruder, meiner Mutter und ihrem Ehemann auf die Malediven fliegen zu können. Es war damals ihre Hochzeitsreise, und wir durften einen Teil davon dabei sein. Damals sah ich zum ersten Mal Delfine in freier Natur, inmitten des wunderschönen Indischen Ozeans. Ihre Verspieltheit und Schönheit rührten etwas in mir, noch ganz zart und nicht fassbar.

Ich war so von den Malediven fasziniert, dass ich mir damals schwor, als Erwachsene wieder dahin zu reisen. So kam es, dass Patrick und ich jeweils unser Gespartes für weitere Malediven-Ferien ausgaben. Nirgends fand ich so zur Ruhe und zu mir selbst wie dort. Auch als Flight Attendant hatte ich die Möglichkeit, dahin zu fliegen, und konnte Patrick auch noch als Standby-Passagier mitnehmen.

Für meine eigene Homepage und mein erstes Buch habe

ich lange recherchiert, was es für Möglichkeiten gibt, im Meer zu gebären, vielleicht sogar in der Nähe von frei lebenden Delfinen. Ich war einfach neugierig und wollte wissen, ob überhaupt, wie und wo das möglich wäre.

Schließlich stieß ich auf die Arbeit von Dr. Gowri Motha, welche einige wenige Frauen begleitete, die ihr Baby im Roten Meer in Eilat, Israel, zur Welt bringen wollten. Die Einzige, die dies wirklich erleben konnte, war Sarah Evans. Sie brachte ihren Sohn nach nur drei Stunden in Anwesenheit von frei lebenden Delfinen zur Welt. »Es geschah so schnell, und ich spürte keinen Schmerz«, so Sarah Evans. Sie wandte die von Motha gelernte Entspannungstechnik mittels Selbsthypnose an. »Es war das schönste Erlebnis meines Lebens.«

In meiner zweiten Schwangerschaft, während des Hypno-birthing-Kurses, sah ich zum ersten Mal Videosequenzen des Filmes *Birth as we know it*. Einzigartige Geburten, kraftvoll und wunderschön: Hausgeburten, Geburten im Wasser, sogar im Meer. Frauen in ihrer ureigenen Kraft, als Schöpferin des Lebens. Auch da hat mich wieder die Geburt im Meer ganz besonders beeindruckt. Ich wünschte erneut, meinen Traum zum Leben zu erwecken.

Als ich mit Anael schwanger war, hing dieser Traum einer Meeresgeburt sehr stark in der Luft. Ich wusste jedoch nicht genau, wie und wo ich dies umsetzen könnte. Hawaii, Seychellen waren schon einige Gedanken wert. Ich lotete mehrere Sachen aus und sah mich auch nach entsprechenden Unterkünften um. Da ich jedoch beide Orte nicht kannte, war mir dies zu unsicher. Wie würde ich mich dort fühlen, wäre es für mich und das Baby der passende Ort für eine Geburt?

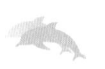 

Dann doch lieber auf die Malediven, die sind mir so vertraut, da war ich schon mehrere Male, da stimmen Wassertemperatur und Umgebung. Ich spann den Traum weiter. So weit, dass wir bereits Flüge für die ganze Familie gebucht hatten und ich in regem Kontakt mit einer ausgewanderten Schweizerin stand, die auf den Malediven lebte. Sie würde uns unterstützen, denn ohne diesen Kontakt wäre eine solche Geburt gar nicht möglich. Ich überlegte lange und dann stornierte ich die Flüge. Ich war noch nicht bereit, es war nicht der richtige Zeitpunkt oder Ort oder beides. Anael kam im hübschen Holzhäuschen auf der kleinen Schweizer Alm zur Welt. Eine wundervolle Erfahrung.

Schließlich schrieb ich vor der Geburt unseres vierten Kindes an meinem ersten Buch. Dafür hatte ich ein besonderes Schweizer Pärchen interviewt. Ihr Baby kam am Strand auf den Malediven zur Welt. Nur die Mutter und der Vater waren anwesend. Für mich war diese Geschichte ebenfalls sehr faszinierend und ließ mich weiterträumen. Ja, die Malediven kannte ich bereits gut, die klimatischen Bedingungen für eine Geburt im Meer sind optimal, meist ruhiges Wasser, welches warm und kristallklar ist. Doch dort gibt es keine Geburtskultur im Meer. Im Gegenteil, die Einheimischen fürchten sich vor den »Spirits« und würden nie im Meer gebären. Ganz anders als in anderen Kulturen, beispielsweise auf Hawaii, wo diese Art der Geburt eine alte Tradition hat.

Da ich schon immer eine tiefe Verbindung zum Meer, den Delfinen und Walen verspürte, forschte ich nach Informationen und suchte nach Möglichkeiten, im Meer zu gebären. So gelangte ich schließlich zum Sirius-Institut auf Hawaii. Die beiden Forscher Star Paradise Newland und Dr. Michael Hyson beschäftigen sich seit vielen Jahren mit der Erforschung von Delfinen und Meeresgeburten in Begleitung von Delfinen. Newland hat selber nach einem Kaiserschnitt mit dem ersten Kind ihr zweites am Strand in Hawaii natürlich zur Welt gebracht, in Gegenwart von Delfinen. Im Interview erzählte sie mir ihre Geschichte. Ich war sofort wieder Feuer und Flamme für solch eine Erfahrung. Doch auch unser viertes Kind kam nicht im Meer, sondern zu Hause im Wasser im Geburtspool zur Welt.

Der Traum ist immer noch da. Lustigerweise passierten immer dann spannende Dinge, wenn ich diesen Traum bereits wieder im Innern versenkt habe. Dann meldete sich plötzlich per Mail eine Schwangere, die sich für Meeresgeburten interessiert, oder es nahm eine Filmemacherin Kontakt mit mir auf, um zusammen etwas auf die Beine zu stellen. Meine Freundin aus Neuseeland berichtete am Telefon, dass sie in der Woche zuvor zusammen mit Delfinen geschwommen sei und dies hätte sie innerlich sehr berührt. Oder ich ersteigerte im Internet Artikel, wo ich später erfuhr, dass der Erlös für die Delfin-Therapie eines autistischen Mädchens verwendet wird. Zufall? Ich musste auch schmunzeln, als ich herausfand, dass sich an dem Ort in Wales, wo wir uns gerne niederlassen möchten, der größte »Delfinspot« von ganz UK befindet. Gerade sind wir wieder zurück aus Wales. Wir hatten da eine wundervolle Begegnung mit den Delfinen.

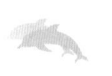 

*Wir buchten einen Trip mit dem Speedboot in der Bucht der Cardigan Bay. Ayleen hatte gar keine Freude an der Schwimmweste, fand die rasante Fahrt danach jedoch so toll, dass sie begeistert lachte und schließlich einschlief. Den älteren Kindern und Patrick und mir bereitete diese Fahrt natürlich großen Spaß. Die kühle Meeresluft peitschte uns um die Ohren, und wir hielten uns an den Stangen fest, während das Boot über die Wellen brauste. Erst sahen wir nichts anderes als Wasser, Wellen und Himmel. Wir fuhren weiter hinaus. Plötzlich erblickten wir in der Ferne Delfine, die heraussprangen, um sogleich wieder in die Tiefe des Meeres einzutauchen. Wir waren ganz aufgeregt, die Kinder jauchzten. Wir fuhren näher heran, und der Motor wurde abgestellt. Die Delfine kamen immer näher. Ich ahnte zu dem Zeitpunkt bereits, dass ich schwanger war, und freute mich deshalb ganz besonders über diese Begegnung. Die Delfine kamen bis hin zu unserem Boot, schwammen rundherum und zeigten sich in nächster Nähe. Was für eine Freude! Ich war sehr berührt, und der Traum einer Delfin-begleiteten Geburt rückte wieder näher an mich ran.*

Dieser Traum ist im Moment sehr präsent. Ob er verwirklicht wird, kann ich nicht sagen. Wenn ja, dann gibt es bestimmt ein weiteres Buch darüber. Jedenfalls sind die Gedanken an eine Geburt auf Hawaii wieder da, entsprechende Kontakte sind geknüpft, und Möglichkeiten stehen offen. Vielleicht werde ich auch einfach in der Schwangerschaft nach Hawaii fliegen und mit den Delfinen schwimmen, um danach zu Hause zu gebären. Auch das wäre ein wunderbares Geschenk an das Baby und mich als Schwangere. Denn die Auswirkungen des Schwimmens mit den Delfinen zeigen sich auf jeden Fall positiv bei Mutter und Kind. Weshalb ist das so?

Delfine können mittels ihres Sonarsystems oder Echolots ihre Umgebung wahrnehmen und beurteilen. Die Frequenz der ausgesendeten Schallsignale reicht bis hin zu 220 000 Hertz. Im Vergleich dazu liegt die menschliche Hörschwelle bei 20 000 Hertz. Delfine geben gleichzeitig bis zu fünf Klicklaute von sich, die von uns Menschen nur zu einem geringen Teil hörbar sind. Doch kann es möglich sein, diese teilweise zu fühlen. Die Töne, welche die Delfine erzeugen, berühren unseren Körper bis in die tiefsten Schichten der DNS. Es gibt viele Berichte über Erfolge und Therapien von Menschen, insbesondere autistischen Kindern, deren verbesserter seelischer und körperlicher Zustand mit dem Schwimmen frei lebender Delfine zusammenhängt.

Es gibt diverse Theorien, die diesen Zusammenhang mit der Veränderung von Energiefeldern erklären. Die Aktivität des menschlichen Gehirns, sein Frequenzbereich und sein damit verbundenes eigenes Energiefeld zeigen den mentalen und gesundheitlichen Zustand eines Menschen an. Ausgehend davon, dass diese Gehirntätigkeit das physische und psychische Befinden lenkt, liegt die Vermutung nahe, dass Delfine Veränderungen im Energiefeld eines Menschen wahrnehmen und sie durch ihr Aussenden der hochfrequenten Töne teils ausgleichen können.

Alfred Tomatis, ein französischer HNO-Arzt, bewies mit seinen jahrzehntelangen Forschungen und Erfolgen die tragende Rolle unseres Gehörorgans, das durch die Stimulierung über das Hören von vorwiegend hochfrequenten Tönen wie

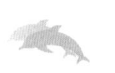 

auch über den Gleichgewichtssinn (Bewegung) das menschliche Gehirn auflädt, es mit Energie versorgt, die unumgänglich ist für die Entwicklung eines Menschen. Sie beeinflusst maßgeblich die sprachliche wie auch motorische Entwicklung, die Körperhaltung und das psychische Befinden. Tomatis entwickelte ein erfolgreiches Hörwahrnehmungstraining, welches mittels aufbereiteter Töne das Gehirn entsprechend stimulieren und Störungen in den genannten Bereichen korrigieren kann.

Delfine scheinen in ähnlicher Weise Einfluss auf das Energiefeld eines Menschen zu haben. Mit ihren Ultraschallfrequenzen können sie uns in verschiedene Alpha- und Theta-Zustände versetzen. Wir erfahren dabei inneres Wohlbefinden, ähnlich des meditativen Zustandes. Delfine berühren uns im Innersten. Wie bei einem Instrument können sie uns mit ihren Tönen »neu stimmen«, unsere Frequenz und das Energiefeld harmonisieren.

Die Autorin und weltweit engagierte Referentin Patricia Cori gibt diesbezüglich wichtige Botschaften der Delfine weiter. Sie betont die Bedeutung der Delfine und Wale im Zusammenhang mit dem Überleben unseres Planeten. Die Aufgabe der Delfine besteht darin, die Meere, das Blut der Erde, mit ihren hochfrequenten Tönen zu durchweben und zu stimulieren. Nicht nur wir als Menschen reagieren mit unserem Energiefeld auf die Signale der Delfine, auch die Erde selber ist darauf angewiesen. Sie senden den Klang des Lebens rund um den Erdball. Der wirkliche Kampf findet unter Wasser statt. Indem der Mensch mit seinen militärischen Versuchen Sonarwellen in den Ozean schickt und dadurch den Planeten mit Misstönen vergiftet, bedroht er dadurch ja nicht nur das Leben der Delfine und

Wale, sondern auch die Erde und den Menschen selbst. Wir müssen alles dafür tun, dass die Delfine und Wale ihr Lied weitersingen, dass sie uns weiterhin begleiten und ihr Klang rund um die Welt geschickt wird und somit das Energiefeld der Erde trägt.

Ich überlasse nun das Wort Kimberly Nelli, einer wundervollen Frau, die ihren Traum vom Leben mit Delfinen auf Hawaii lebt. Ich wurde das erste Mal auf sie aufmerksam, als ich auf YouTube ein Video von der Geburt ihres Kindes in Hawaii gesehen habe. Ich war fasziniert von der Art, wie sie ihre Schwangerschaft und Geburt erlebt hatte. Viele Sequenzen zeigen, wie sie hochschwanger mit Delfinen schwimmt. Die Geburt erlebte sie teils am Strand, teils im Bungalow, wo das Baby im Wasser geboren wurde. Diese Erlebnisse stellten ihr ganzes Leben auf den Kopf, und sie lebt nun auf ihrer geliebten Insel, auf Hawaii. Dort bietet sie Möglichkeiten für Schwangere an, gemeinsam mit frei lebenden Delfinen zu schwimmen. Sie begleitet die Frauen während Schwangerschaft und Geburt. Sie erzählt uns hier etwas über ihre Arbeit und auch über ihre Erfahrungen mit Alleingeburten. Ihre Geschichte und ihre Arbeit berühren mich selber gerade jetzt in meiner fünften Schwangerschaft ganz stark. Sie beflügeln meinen eigenen Traum – eine Geburt mit Delfinen.

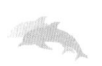 

# Meine wunderbaren Freunde im Meer – Geburt mit Delfinen: Kimberly Nelli, Hawaii, erzählt

Bis ich mit meinem zweiten Kind im sechsten Monat schwanger war, hatte ich noch nicht von Geburten mit Delfinen in Hawaii gehört. Doch genau dies war der Ort, wo unsere Tochter Naiya geboren werden wollte. Ich sagte innerlich Ja zu diesem Traum, einer Delfin-begleiteten Geburt auf Big Island, und machte mich im Sommer 2011 auf zu einer Reise, die mein Herz öffnete.

Ohne überhaupt jemanden auf der Insel zu kennen, packte ich zusammen mit meinem Sohn Kaden die Koffer, und wir machten uns auf den Weg zu einem Abenteuer, welches unser Leben veränderte. Am 02. Juni 2011 kamen wir auf Big Island an. Einen Tag später, dem Geburtstag meines Sohnes, gingen wir zum Two-Step-Strand, wo uns die Delfine mit einem warmen »Aloha« begrüßten.

Ich wusste sofort, dass ich genau am richtigen Ort war, um diese Seele in die Welt zu bringen. Die Magie dieser ganzen Erfahrung hatte begonnen, als ich bereit war, meiner Intuition zu folgen. Alles fügte sich innerhalb einer Woche wie nach einem göttlichen Plan. Ein Freund kümmerte sich um meinen Hund und das Auto, und mein Cottage konnte ich untervermieten. Ich stand plötzlich in Kontakt mit einem wunderbaren Menschen auf Hawaii, der ein Zimmer zu vermieten hatte, an der berühmten Napoopoo Road, die Straße zur Kealakekua Bay. Es ist einer der Orte, wo die hawaiianischen Spinnerdelfine leben. Er machte mich mit einem Freund bekannt, der mir sein Auto vermieten konnte. So ging alles blitzschnell. Ich war sehr überrascht und dankbar dafür, wie perfekt und harmonisch das Leben fließen kann, und fühlte mich vollkommen unterstützt und geborgen durch das Universum und die Menschen, die ich zuvor noch nie getroffen hatte.

Als alleinerziehende schwangere Mutter wollte ich einfach weg von der gewohnten Welt, die nach Zeitplan und Druck funktionierte, um ganz für mein Baby da zu sein. Um diesen Traum finanzieren zu können, verkaufte ich meine Rolex-Uhr, die mir meine Eltern neun Jahre zuvor zum Abschluss des College geschenkt hatten.

Als wir anreisten, war ich in der zweiunddreißigsten Woche schwanger. Ich hatte zwei Monate Zeit, mich mit den Delfinen zu verbinden und Beziehungen aufzubauen. Jeden Tag schwamm ich im tiefblauen Meer zwischen den drei verschiedenen Buchten Kealakekua, Two Step und Hookena. Mehr als die Hälfte davon war dieses Erlebnis gesegnet mit der Anwesenheit der fröhlichen und verspielten Delfine. Mein Leben änderte sich für immer.

Die Delfine waren nicht die einzigen Erfahrungen, die mein Herz und mein Bewusstsein öffneten. Ich hatte mich noch nie so zu Hause gefühlt wie hier auf der Insel. Einfach aus dem Flugzeug zu steigen und überwältigt zu werden von einem Gefühl nach Heimat und Wohlbefinden nährte mich in meinem Inneren. Die Fülle der Natur, der Pflanzen, Blumen und Bäume, die Lebendigkeit dieses Vulkanlandes, die wilden Hühner, Puten, Enten, Schweine,

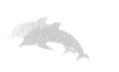 

Frösche, Mungos, der majestätische Ozean mit seinen
Korallen, Fischen, Schildkröten und Delfinen … Ich fühlte
mich wie im Himmel. Alle Sorgen und Ängste waren wie
weggewaschen, und zurück blieb nur die reine Glückseligkeit des Lebens.

Ich wurde umsorgt von zwei wunderbaren Hebammen.
Sie nährten mich und mein Baby in einer Weise, die ich
mir nicht hätte vorstellen können, durch Gesang, Körper-
arbeit, Zeremonien, Schwimmen mit den Delfinen und der
Einfachheit ihrer Schwangerschaftsvorsorge. Ich fühlte
mich durch sie ganz bestärkt in meiner Wahl, einer Geburt
auf Hawaii mit Delfinen.

Morgens am 7. August 2011 um 8.00 Uhr ging ich zur
Kealakekua Bay, wo ich von vier süßen Delfinen begrüßt
wurde. Sie schwammen paarweise direkt auf mich zu und
um mich herum. Sie luden mich ein, ihnen zu folgen. Ich
war so aufgeregt und fühlte mich geehrt, dass diese Delfine
mich zu einem unbekannten Ort führten. Ich spürte tiefes
Vertrauen und Freude.

Innerhalb weniger Minuten war ich umgeben von unglaublich vielen Delfinen, es schienen Hundert zu sein.
Sie schlängelten sich durchs Wasser und zogen Kreise um
mich herum. Es war, als würde jeder Delfin, dem ich die
letzten zwei Monate begegnet bin, mich nun begleiten. Ich
konnte es kaum glauben. Ein paar Minuten später spürte
ich die ersten Kontraktionen. Es war irgendwie surreal.
Konnte es wirklich sein, dass ich hier mit all diesen Delfinen im Wasser schwimme und Wehen verspüre? Ja, dies

war tatsächlich so! Mein Traum der Delfin-begleiteten Geburt wurde Wirklichkeit.

Nach einer Stunde des Verweilens mit diesen herrlichen Wesen schwamm ich zurück zum Ufer, setzte mich hin und trank den Saft einer frischen Kokosnuss. Ich schaute weiterhin den Delfinen beim Spielen zu, immer noch in Ehrfurcht davor, dass der Geburtsprozess bereits begonnen hatte. Später ging ich nochmals ins Wasser, um erneut eine Stunde den Delfinen ganz nahe zu sein.

Nach einer kurzen Autofahrt war ich zurück in meinem Haus. Ich fühlte mich rundum glücklich und entspannt, dass ich eine Weile einfach eingenickt bin. Mein Körper fühlte sich vollkommen wohl, so natürlich, frei von Angst, Spannung und Schmerzen. Als der spätere Nachmittag anbrach, fühlte ich den inneren Ruf, zurück zum Meer zu gehen, um dort den Sonnenuntergang zu erleben. Wir fuhren alle zusammen mit dem Auto hinunter zum Manini-Strand, einer anderen kleinen Bucht am Kealakekua Bay.

Meine Geburtsarbeit führte ich weiter, lehnte mich dabei an einen Kokosnussbaum, sah der Sonne zu, die langsam im Ozean versank und den Himmel aufleuchten ließ in sanften Tönen von Pink, Orange und Rot. Mein Sohn spielte währenddessen mit seinem Vater im Meer, der diesem Erlebnis ebenfalls beiwohnte. Meine Hebamme hielt energetisch den Raum durch ihr leises Singen und Gebete.

Nachdem die Sonne unterging, verstärkten sich meine Wehen, und ich wusste, dass es nun Zeit war, ins warme Wasser zu gehen. Die vier Meilen lange Autofahrt zurück auf der kurvenreichen Straße war eine große Herausforde-

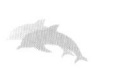 

rung, da wir fortlaufend nach wenigen Minuten anhalten mussten, wenn ich eine Kontraktion hatte. Ich konnte diese nicht ertragen, wenn das Auto in Bewegung war.

Das Einzige, woran ich noch denken konnte, war, dass ich endlich ins warme Wasser steigen könnte. Ich wackelte meinen Weg die Treppe hinauf und stieg sofort in die Badewanne. Die Wehen wurden für etwa eine halbe Stunde sehr intensiv. Ich stöhnte, bewegte meine Hüften und erkannte, wie unterschiedlich diese Geburt war im Gegensatz zur ersten. Diese Momente fühlten sich so viel erhabener an als die Geburt meines Sohnes. Ein kurzer Gedanke zog vorbei. Ich fragte mich, ob ich nochmals zwölf Stunden Wehenarbeit bewältigen könnte, denn es waren nun zwölf Stunden vergangen seit Beginn der Geburt und bei der ersten dauerte sie insgesamt vierundzwanzig Stunden.

Doch schon ein paar Minuten später gebar ich Naiyas Kopf. Ohne Pressen und Schreien. Es war, als ob mein Körper sie selber aus dem Bauch trieb. Alles, was ich tun musste, war, atmen. Es war unglaublich und ging so schnell. Ich wusste, dass der Kopf bereits geboren war, denn ich spürte ihn mit meiner Hand. Da das Licht sehr gedämpft war, konnte ich nicht viel sehen und fragte die Hebamme, ob der Kopf wirklich schon draußen sei.

Mit der nächsten Kontraktion um 20.17 Uhr glitt auch der Körper des Babys ins Wasser, und Naiya wurde mir sanft auf meine Brust gelegt.

Ich fühlte mich so gesegnet mit dieser Erfahrung und damit, dass mein Sohn und sein Vater dabei waren, um Teil dieser unglaublichen Geburtsreise zu sein. Ich erinnere mich an Kadens Stimme: »Baby«, sagte er und fragte, ob er zu uns in die Badewanne klettern darf.

Es war ein so unglaublich schöner und magischer Moment. Die Erkenntnis prägte sich ein, dass diese Geburt so schnell und intensiv war, ganz anders als die erste Geburtserfahrung.

In dieser Nacht schliefen wir alle durch, in innerem Frieden, in der Liebe, in Freude, zu wissen, dass alles göttlich orchestriert und geleitet wurde. Die Delfin-begleitete Geburt war wirklich die Essenz der Delfin-Wesen, die mich auf Hawaii während meiner Schwangerschaft und Geburt begleiteten. Ich trug diese Energie in mir, als ich Naiya zur Welt brachte. Vier Wochen später, als ich alles für unsere Reise zurück nach Miami vorbereitete, schrieb ich meinen letzten Blogbeitrag:

*»Ich weiß, ich werde zurückkehren nach Big Island. Nirgendwo fühlte ich mich so Zu Hause wie hier. Ich hoffe, dass ich in Zukunft Frauen helfen und begleiten kann, eine solch schöne Erfahrung zu machen, wie ich es durfte. Diese wundervolle Reise hat mein Leben von Grund auf verändert. Ich möchte gerne ein Schwangerschafts- und Geburtszentrum ins Leben rufen, wo schwangere Frauen und ihre Familien für ein paar Monate Zeit verbringen können. Sie sollen umsorgt werden mit frischen, gesunden Lebensmitteln, Zugang haben zu Yoga und anderen Formen der Geburtsvorbereitung, Leben in der Gemeinschaft, Schwimmen mit den Delfinen und die Betreuung durch einfühlsame Hebammen, die sie auf eine natürliche Geburt*

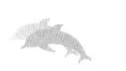 

*vorbereiten. Wenn eine Familie bereit ist, ein paar Monate hier die Zeit miteinander und ihrem wachsenden Baby zu widmen, dann entsteht eine ganz starke Verbindung zum neuen Familienmitglied. Was für eine schöne Erfahrung wird die Familie erleben, wenn sie nach der Geburt noch einige Zeit hier verweilt, um die ganze Präsenz des Babys und der neuen Familienordnung zu spüren. Eine wunderbare Zeit des Bondings und des Kennenlernens.«*

Als ich die Insel verließ, war ich sehr dankbar dafür, dass diese Erfahrungen und Erlebnisse der Schwangerschaft und Geburt in Hawaii als Dokumentation auf Video aufgenommen wurden. Es entstand daraus ein bewegender Film namens »Naiya: Journey into life«. Er hat das Leben von Tausenden berührt und wurde ein Anker und eine Inspiration für Frauen, die ihrer Intuition vertrauen und einen Weg zurück zur Natur und zur natürlichen Geburt gehen.

Eineinhalb Jahre später, nach einer Nahtoderfahrung, reiste ich zurück nach Hawaii, zurück zu meinem Zuhause. Ich wusste, dort würde ich meine Bestimmung leben und mich ganz dieser widmen. Ich würde meine Träume erfüllen und einen Platz kreieren, wo andere die große Liebe und Freude, wie ich sie erlebt hatte, auch erfahren könnten.

Wieder floss mein Leben auf magische Weise in Leichtigkeit und Anmut. Es entstand tatsächlich ein Retreatzentrum für schwangere Frauen. Der Besitzer unterstützte mich ganz in meiner Vision, und ich war fortan umgeben von Schwangerschaften, Geburten und Delfinen. Ich konnte mir nicht vorstellen, dass mein Leben noch besser oder magischer sein könnte. Doch mit jeder neuen Frau, jeder Delfin-Begegnung und jeder Geburt waren mein Herz, meine Freude, meine Glückseligkeit weiter auf Expansionskurs.

Mein Lebensziel war klar: Ich bin hier, um Frauen während Schwangerschaft und Geburt in jeder Hinsicht zu unterstützen, zu begleiten und zu nähren. Es gab Zeiten, da hinterfragte ich meine Bestimmung. Ich musste mich dieser wirklich hingeben, meinem Herzen und meiner Intuition vertrauen, dass ich hier bin, um die Frauen zu unterstützen in all ihren Entscheidungen, wenn es um ihre Geburt geht.

Nachdem ich auf die Insel zurückgekehrt bin, begleitete ich die erste Geburt einer Frau, die erst kürzlich herausfand, dass ihrem Kind eine Gliedmaße fehlt. Jeder Arzt weigerte sich, sie in einer vaginalen Geburt zu unterstützen. Sie fühlte sich daher sehr unwohl. Es war für sie eine große Herausforderung und ein Schock, als sie hörte, dass ihr Baby körperlich nicht wie erwartet entwickelt war. Sie dachte, dass sie wohl nicht mehr wie geplant eine natürliche vaginale Geburt erleben könnte.

Nachdem sie den Dokumentarfilm meiner Geburt mit Naiya gesehen hatte und mich kontaktierte, empfand ich eine klare, tiefe Ruhe und Bereitschaft, sie in ihrem Wunsch nach einer natürlichen Geburt zu unterstützen. Ich bot ihr an, auf die Insel zu kommen und ihr Kind hier zur Welt zu bringen. Sie sollte Zeit mit den Delfinen verbringen kön-

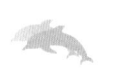 

nen, sich mit der Natur verbinden, sich geliebt und unterstützt fühlen, dass alles göttlich, vollständig und perfekt ist, so, wie es ist, einschließlich ihr Baby. Es war für mich selber erstaunlich, weil ich zusagte, bevor ich begann, rational darüber nachzudenken.

Ich erhielt von anderen Menschen viele Fragen, weshalb ich mich auf ein solches »Risiko« einlassen wollte. Was ist, wenn etwas schiefgeht mit dem Kind. Viele angstvolle Zweifel tauchten auf. Doch ich folgte einfach meinem Bauchgefühl, und die Frau erlebte eine wunderschöne, ihr Leben verändernde Wassergeburt auf der Insel. Sie schenkte einem völlig gesunden Jungen das Leben. Was für eine erstaunliche Erfahrung war dies auch für mich, Teil ihrer Geburt sein zu dürfen.

Eine andere, sehr prägende Geburt war die einer zweiundzwanzigjährigen Mutter, schwanger mit ihrem zweiten Kind. Ihr Baby saß in Beckenendlage, und die Ärzte auf dem Festland drängten sie zur künstlichen Einleitung oder zum Kaiserschnitt. Da sie bereits eine unschöne, entmachtende Geburtserfahrung im Krankenhaus erleben musste, wusste sie in ihrem Herzen genau, dass dies nicht die Art war, wie sie gebären und ihr Sohn geboren werden wollte.

Wieder war der Dokumentarfilm ausschlaggebend, dass sie in der siebenunddreißigsten Schwangerschaftswoche nach Big Island flog. Während dieser Zeit lebte sie mit ihrem zweijährigen Sohn bei mir, zusammen mit einer anderen Mutter, die ein paar Wochen nach ihr den Geburtstermin hatte. Zuerst wollte sie eine Hebamme hinzuziehen, die bereit war, sie bei ihren Geburtsplänen zu unterstützen, doch etwas in ihr drin spürte, dass dies nicht ganz der richtige Weg war. Sie fühlte sich zu sehr unter Druck gesetzt durch die Hebamme, die ihr immer wieder nahelegte, dass das Baby sich drehen sollte. Es war nicht das, was sie wollte. Die Mutter fühlte sich wohl und akzeptierte die Entscheidung des Babys, in dieser Position zur Welt zu kommen.

Sie fragte mich deshalb, ob ich sie bei einer Alleingeburt ohne die Hebamme begleiten würde. Diese Frage traf erneut mein Herz, und ich bejahte sie. Ja, ich wollte dabei sein, und es wäre mir eine Ehre. Es kamen auch Fragen in mir auf. Was, wenn ihr oder dem Baby etwas geschehen würde? Was für ein Licht würde das auch auf mich und meine Arbeit werfen? Es war schon viel für mich, dass ich Frauen dabei unterstützte, sich mit den Delfinen zu verbinden, und sie bei ihrer Geburt begleitete. Die Aussicht, eine schwangere Frau mit Baby in Beckenendlage bei der Alleingeburt zur Seite zu stehen, ohne jegliche fremde Hilfe, war für mich wirklich eine Herausforderung und Ausdehnung meiner Bereitschaft, mich dem Lebensfluss hinzugeben.

Ohne Ja oder Nein zu sagen, ließen wir uns von diesem Lebensfluss treiben, denn es war klar, dass sie diese Alleingeburt erleben würde, mit oder ohne meine Anwesenheit. Wir schwammen mit den Delfinen, aßen frische Avocados und Mangos vom Land und erlaubten der Natur, ihren Lauf zu nehmen. In der Zwischenzeit kamen bei mir weiterhin Zweifel und Fragen auf rund um die Unterstützung ihrer Geburt. Doch ich blieb im Fluss und in der Verbindung meines Herzens.

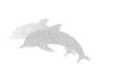 

Mitte August, als ich gerade Kaden für die Schule vorbereitete, teilte mir die Mutter mit, dass die Wehen begonnen hatten. Ich fragte sie, was sie nun tun wolle. »Möchtest du mit mir kommen, Kaden zur Schule zu bringen und dann zum Meer fahren?« Sie sagte: »Ja, ich möchte nicht hier alleine sein.« Wir lebten an einer sehr unebenen, langen Straße, und sie hatte kein Auto.

Also ging es los. Ich brachte erst Kaden zur Schule, und Naiya verspürte während der Fahrt regelmäßig Kontraktionen. Wir fuhren hinunter zur Kealakekua Bay, zusammen mit Naiya und ihrem zweijährigen Kind. Die Delfine waren bereits da und spielten in der Bucht. Wir gingen ins Wasser, und sie ließ sich während der Wehen etwa eine Stunde lang auf einer Schwimmweste treiben. In dieser Zeit fühlte ich mich selber sehr wohl, trotzdem kamen da und dort wieder Gedanken auf, die sich ständig wiederholten: »Was wäre, wenn ...«

Plötzlich sagte sie: »Das Baby kommt bald, ich fühle es, können wir gehen?«

Mein Instinkt übernahm, und das Geschwätz des Geistes war verschwunden. Wir fuhren die Napoopoo Road hinauf zum Retreatzentrum, wo sie sich unter die warme Dusche stellte. Nach nur 30 Minuten weiterer Geburtsarbeit zeigte sich der erste Fuß des Babys. In diesem Moment zitterte mein Herz ein wenig, da mir während meiner theoretischen Ausbildung in der Hebammenschule vermittelt wurde, dass eine Geburt mit Füßen voran die schwierigste und gefährlichste Variante der Geburt in Beckenendlage sei.

Aber als ich diese Mutter sah, wie sie ganz in Harmonie mit sich war, den Fuß des Babys massierte, mit ihrem Kind sprach, ihrem Kind zuhörte und sich in Leichtigkeit hin und her bewegte, fühlte ich ihr Vertrauen. Ich spürte ihr inneres Urvertrauen und Wissen, dass alles perfekt ist, alle Ängste waren weggespült.

Während dieser Zeit filmte ich und beobachtete schweigend die unglaublichste Geburt, die ich je erlebt hatte. Der andere Fuß fiel hinunter, und dann glitten langsam der Hintern und der Körper heraus. Das Baby hing, sein Kopf war noch im Geburtskanal. Wieder massierte sie sanft ihr Baby, bewegte instinktiv ihren Körper, bis der Kopf geboren wurde. Diese sieben Minuten vom Erscheinen des ersten Fußes bis zur vollständigen Geburt fühlten sich für mich an wie eine Ewigkeit. Und dann das Warten bis zum ersten Atemzug und den ersten Tönen des Babys verging wiederum wie eine Ewigkeit. Die Mutter rieb sanft den kleinen Körper und sprach mit ihrem Kind, bis es seinen ersten Atemzug nahm und sich in Frieden an seine Mutter schmiegte.

Ich dachte, die Erfahrungen in der Vergangenheit haben mein Herz bereits dermaßen erweitert. Nun, diese Erfahrung ließ es noch so viel mehr wachsen, und ich wusste, das ist der Zweck meines Lebens, Frauen in all ihren eigenen Geburtsentscheidungen zu unterstützen. Ich ehre und erkenne alle Menschen, alle ihre Wahrheiten.

Inzwischen lebe ich nun seit zwei Jahren in Hawaii und arbeite derzeit an einem weiteren Dokumentarfilm. Ich

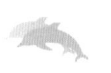 

folge den Frauen, die ihre Träume verwirklicht haben, die auf ihre Intuition gehört haben und hierhergekommen sind, um die Natur zu spüren und mit den Delfinen zusammen zu sein, welche sie in ihrem Urvertrauen einer natürlichen Geburt unterstützen und begleiten.

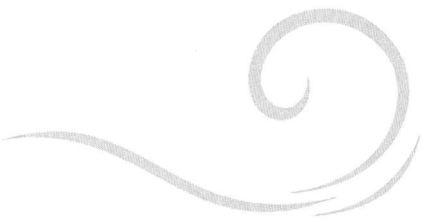

## Lebe deine Träume

Träume sind dazu da, uns über unsere gewohnten Grenzen hinauszubringen. Sie geben uns die Kraft, unser ganzes Potenzial auszuschöpfen. Was ist dein Traum?

Ich trage selber noch einige Träume in mir, die ich umsetzen möchte. Immer wieder denke ich daran, stelle mir vor, wie es sein wird, wenn dieser Traum bereits Wirklichkeit geworden ist. Ich hauche somit meinen Träumen Leben ein und lasse sie immer mehr im Glanz erstrahlen.

Wenn wir Menschen wundervolle Träume in uns tragen, sollten wir diese hegen und pflegen wie kleine Pflänzchen, damit einige davon in all ihrer Pracht erblühen. So werden sie ihren lieblichen Duft verströmen und damit andere Menschen erfreuen und inspirieren, selber welche zu pflanzen.

Vielleicht konnte ich mit meinen Träumen, dem Duft meiner Pflänzchen, auch dich erfreuen und inspirieren, deine eigenen Träume zu leben, sie Wirklichkeit werden zu lassen.

Me ke aloha – In Liebe
Nadine

# Literatur – zum Weiterlesen

Baader, Birgit: *Geburt: Die Wiederentdeckung des weiblichen Weges*, AT Verlag, München 2005

Bauer, Ingrid: *Es geht auch ohne Windeln*, Kösel Verlag, München 2004

Bumgarner, Norma Jane: *Wir stillen noch*, La Leche-Liga Deutschland, München 1996

Chamberlain, David: *Woran Babys sich erinnern*, Kösel Verlag, München 1990

Cori, Patricia: *Bevor wir euch verlassen*, AMRA Verlag, Hanau 2013

Griscom, Chris: *Meergeboren*, Goldmann, München 1989

Krüll, Marianne: *Die Geburt ist nicht der Anfang*, Klett-Cotta, Stuttgart 2009

Leboyer, Frédérick: *Geburt ohne Gewalt*, Kösel Verlag, München 1981

Liedloff, Jean: *Auf der Suche nach dem verlorenen Glück*, Beck, München 1989

Lüpold, Sibylle: *Ich will bei euch schlafen!* Urania, Stuttgart 2009

Meurois-Givaudan, Anne & Daniel: *Die neun Schritte ins Leben*, Hugendubel, München 1993

Mongan, Marie F.: *HypnoBirthing*, Mankau, Murnau 2008

Monroe, Robert A.: *Über die Schwelle des Irdischen hinaus*, Ansata, Bern, München, Wien 1997

Odent, Michel: *Im Einklang mit der Natur*, Walter, Düsseldorf, Zürich 2004

Odent, Michel: *Es ist nicht egal, wie wir geboren werden*, Walter, Düsseldorf, Zürich 2005

Rockenschaub, Alfred: *Gebären ohne Aberglauben*, Aleanor, Lauter 1998

Schmid, Sarah: *Alleingeburt*, Ed. Riedenburg, Salzburg 2014

Shivam, Rachana: *Lotusbirth*, Greenwood Press, 2000

Shanley Kaplan, Laura: *Unassisted Childbirth*, Bergin & Garvey, 1994

Stäheli, Heidi: *Gebären in Liebe und Bewusstsein*, H. Stäheli Oosterveer, Liebefeld 2006

Tomatis, Alfred: *Der Klang des Lebens*, Rowohlt, Reinbek, Hamburg 1987

Wenger, Nadine: *Natürliche Wege zum Babyglück*, Neue Erde, Saarbrücken 2013

# ZU DEN EIGENEN WURZELN FINDEN

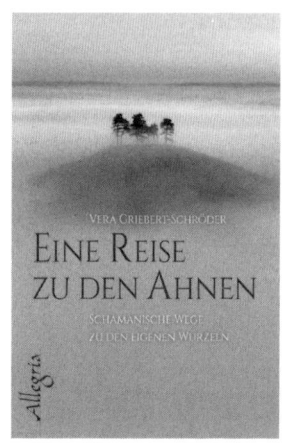

**Vera Griebert-Schröder**
**Eine Reise zu den Ahnen**
Schamanische Wege
zu den eigenen Wurzeln

240 Seiten
€ [D] 16,99 / € [A] 17,50 / sFr 23,90
ISBN: 978-3-7934-2285-3
Auch als E-Book erhältlich.
www.allegria-verlag.de

Erst wenn man mehr über seine Vorfahren weiß und sich seiner Herkunft bewusst ist, kann man zu sich selbst finden. Die Aussöhnung mit der Vergangenheit und das Wissen um die eigene Herkunft sind wichtig für die persönliche Entwicklung. Sie stärken das Identitätsgefühl und vermitteln ein Gefühl von Geborgenheit und Zugehörigkeit. Auf anschauliche Weise verknüpft Vera Griebert-Schröder traditionelles schamanisches Wissen mit neuem modernen Wissen und macht es dadurch für den Alltag anwendbar.

Lernen Sie schamanische Praktiken und Rituale kennen und erspüren Sie mit Fantasiereisen, die Wege Ihrer Ahnen. Entdecken Sie, dass Sie Teil einer Kette sind, aus der Sie Kraft schöpfen können.